LES RÈGLES, C'EST SACRÉ ! ET SANS TABOUS

月经之书

[法] 玛乔丽·马尔戈拉 著
冯艺泽 译

SPM 南方传媒 | 广东人民出版社
·广州·

图书在版编目（CIP）数据

月经之书 / (法) 玛乔丽 · 马尔戈拉著 ; 冯艺洋译. 广州 : 广东人民出版社, 2025. 4. -- ISBN 978-7-218-18246-9

Ⅰ. R711.51-49

中国国家版本馆CIP数据核字第20258CA435号

著作权合同登记号：图字 19-2024-232 号

YUEJING ZHI SHU
月经之书

［法］玛乔丽 · 马尔戈拉　著　冯艺洋　译　

出 版 人：肖风华

责任编辑：吴福顺
责任技编：吴彦斌

出版发行：广东人民出版社
地　　址：广州市越秀区大沙头四马路10号（邮政编码：510199）
电　　话：（020）85716809（总编室）
传　　真：（020）83289585
网　　址：http: //www. gdpph. com
印　　刷：北京中科印刷有限公司
开　　本：880 毫米 × 1230 毫米　1/32
印　　张：7.25　　字　　数：148千
版　　次：2025年4月第1版
印　　次：2025年4月第1次印刷
定　　价：68.00元

如发现印装质量问题，影响阅读，请与出版社（020-87712513）联系调换。
售书热线：（020）87717307

关于性别和月经的特别说明

本书中我最常使用的代词是“她”，并主要指代女性。并非每个有月经的人都是女性，也并非所有女性都会月经来潮。我很清楚这一点。但是这一次，我想在这场辩论中给女性以应有的地位与尊重。

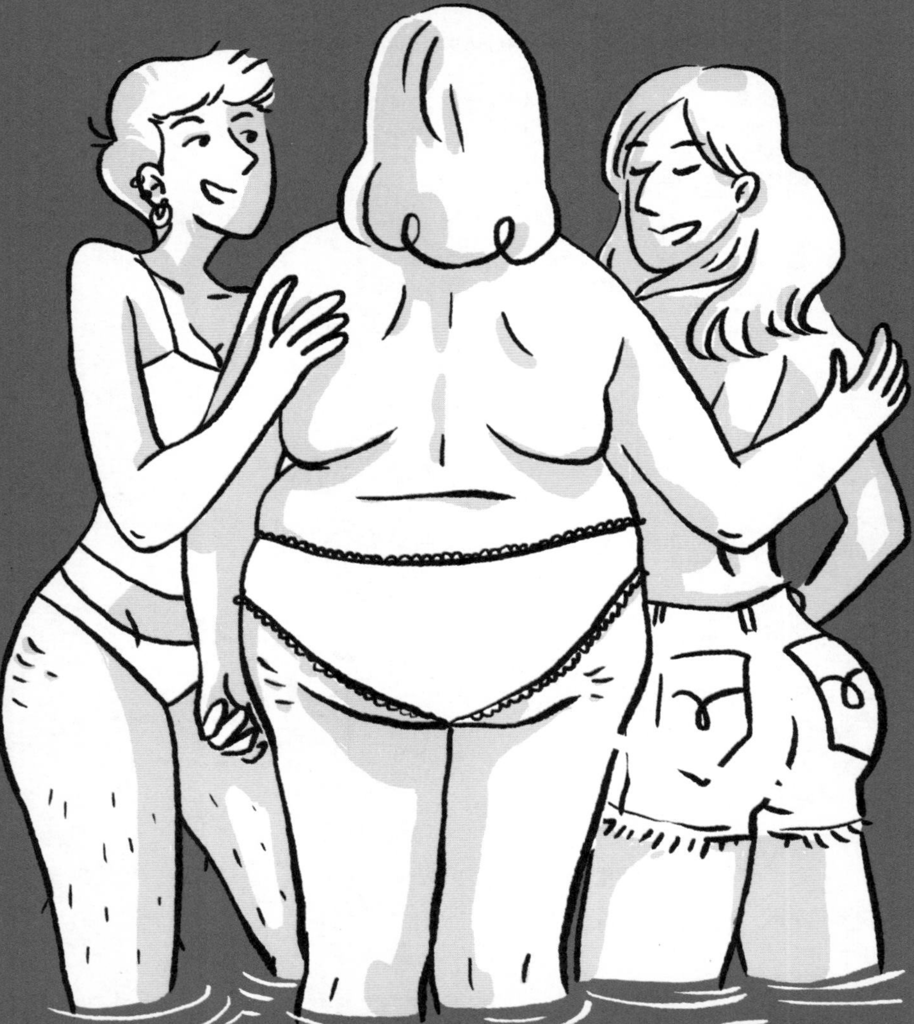

目录
CONTENTS

1

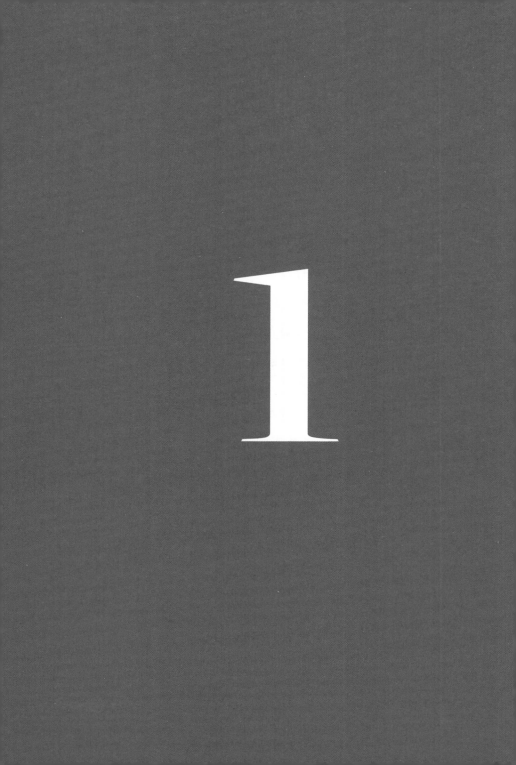

人们对
月经的认识
是如何演变的?

Comment la perception des
règles a-t-elle évolué au cours
de l'Histoire et jusqu'à
aujourd'hui ?

月经禁忌的起源

禁忌（法语中的阳性名词）：被禁止的事物，因为它与神圣有关，否则会招致超自然的惩罚。[①]

“停停，呃，唉！不要和我谈这个。它让我感到恶心！”2021年，当时我问一个31岁的男子谈到月经他的感觉如何，他是这样回答的。

然而，当2020年著名的色彩公司彩通（Pantone）推出一种名为“月经色”的新色调时，我认为是月经革命的时候了！其他迹象也给了我信心：

• 法国和美国开始在高中安装卫生棉条和护垫发放器——而十年前，学校医务室还拒绝分发经期护理用品，因为他们不想看到“所有女孩排大队”。

• 年轻的夫妇共同承担月经方面的花销（经期护理用品、止痛药）——而在我20岁的时候，这个话题我们还没有真正讨论过。

• 有时，连高中生都会帮朋友救急买卫生棉条，现在这很正常——但在我自己的高中时代，我从未目睹过这种情况：大家心知肚明要对自己的月经闭口不谈。至于紧急借一个卫生棉条，也是在

① 根据《罗贝尔词典》和《拉鲁斯词典》给出的交叉定义。

女孩之间悄悄进行的，声音很小，在厕所的两扇摇摆的门之间，就像非法的秘密交易。

可见，月经的话题并不符合所有人的口味。但事实上，她们做了什么要遭受这种坏名声呢？如果在显微镜下观察经血，我们会看到各种各样的东西：首先当然是血，但也有水、营养物质，甚至干细胞！这些都是好东西！无论如何，没有任何成分是肮脏或令人厌恶的。是的，月经并不是一直以来都遭人厌恶或让人觉得羞耻的事。

回到几千年前，在另一个时代、另一种文化、另一种信仰之下，有另一种看待月经的方式。事实上，有四种现象即使不相互关联，也似乎是同时演变的：

- 对月经的看法。
- 是否使用经期护理用品，以及该领域的技术进步。
- 妇女在社会中的地位（财产权利、个人自由）。
- 占主导地位的宗教信仰（一神教、多神教以及对原始女神——她也拥有生育和性能力——或近或远的崇拜）。

如果我们观察今天仍然存在的罕见的母系社会（家庭结构以母亲为中心）[①]，就能证实这一理论。

- 摩梭人（聚居在中国西南部），会为13岁的年轻女性组织

① 当家庭组织围绕母亲发展时，这个社会就被称为“母系社会”。在母系社会里，孩子和女人一样，不是父亲/丈夫的财产。由叔叔们扮演父亲的形象。注意将“母系社会”与“母权社会”区分开来，“母权社会”指的是女性独占社会的权力。

一个仪式。之后她们就成为氏族的正式一员。在他们眼中，经血并不是可耻的东西。

- 印度教，在这种完全父权制的宗教中，有一派是性力派，信仰一种女性教条或能量，崇拜女神萨克蒂——具有与原始女神相同的能力：生育、养育、权力和毁灭。尽管印度毫无疑问是最缺乏妇女月经保护的国家，但萨克蒂的信徒们会庆祝两个非常重要的节日。

第一个是月经节（Ambubachi Mela）：庆祝地球母亲的“月经”。在这个节日里，妇女都被认为是不洁的，但是她们会庆祝并购买新衣服，而男人则负责所有家务。在节日的第四天，一块大白布被涂成红色，以象征地球的月经。

第二个是难近母节（Navaratri）：每次节日到来会持续举行十天九夜，以纪念三位女神：杜尔加（象征力量）、拉克希米（带来丰收）和萨拉斯瓦蒂（带来知识和智慧）。值得注意的是，这三位印度教女神与异教和新异教传统中所崇拜的三重女神的三个形象具有相同属性：

- 处女（她也象征着力量）；
- 母亲（生育和养育的定律）；
- 老妇人（或聪明的女人）。

此外，新异教徒还会庆祝一年的四个季节。

在神圣女性之中（有时借鉴异教、埃及或希腊的民间传说），季节也象征着月经周期的每个阶段：

• 经期对应冬季；

• 卵泡期对应春天；

• 排卵期对应夏季；

• 黄体期对应秋季。

无论对月经血的看法是积极的还是消极的，许多文化认为（或曾经认为）它是生命力的起源，并赋予其神奇的特性。

• 早期的巫师很可能使用女性的经血献祭，后来以祭品取代，这样男性也能体验到血液和生命的奥秘。

• 中国古代方士用未经历性生活的女性的经血来制造“红铅”，一种“长生不老”丹药。

• 罗马尼亚和南非仍在秘密进行使用所谓不干净体液（经血、精液、尿液、排泄物）的肮脏魔法。一般来说，这种巫术涉及吞咽、掩埋或燃烧这些液体来作法，用以影响爱情关系等。

如果你认为在这个问题上我们生活在一个更加开放的社会中，那我得提醒一下，直到最近几年：

• 经期护理用品仍然被当作奢侈品征税；

• 广告使用蓝色染料代表经血，而敷料和消毒剂的广告则用红色表示伤口的血液。

过了很久，我们才看到不一样的经期护理用品广告。比如“没有血液应该阻止我们”。在这则广告里，我们看到女性在进行高强度的运动，她们在运动中受伤流血，但这并没有阻碍她们的脚步。

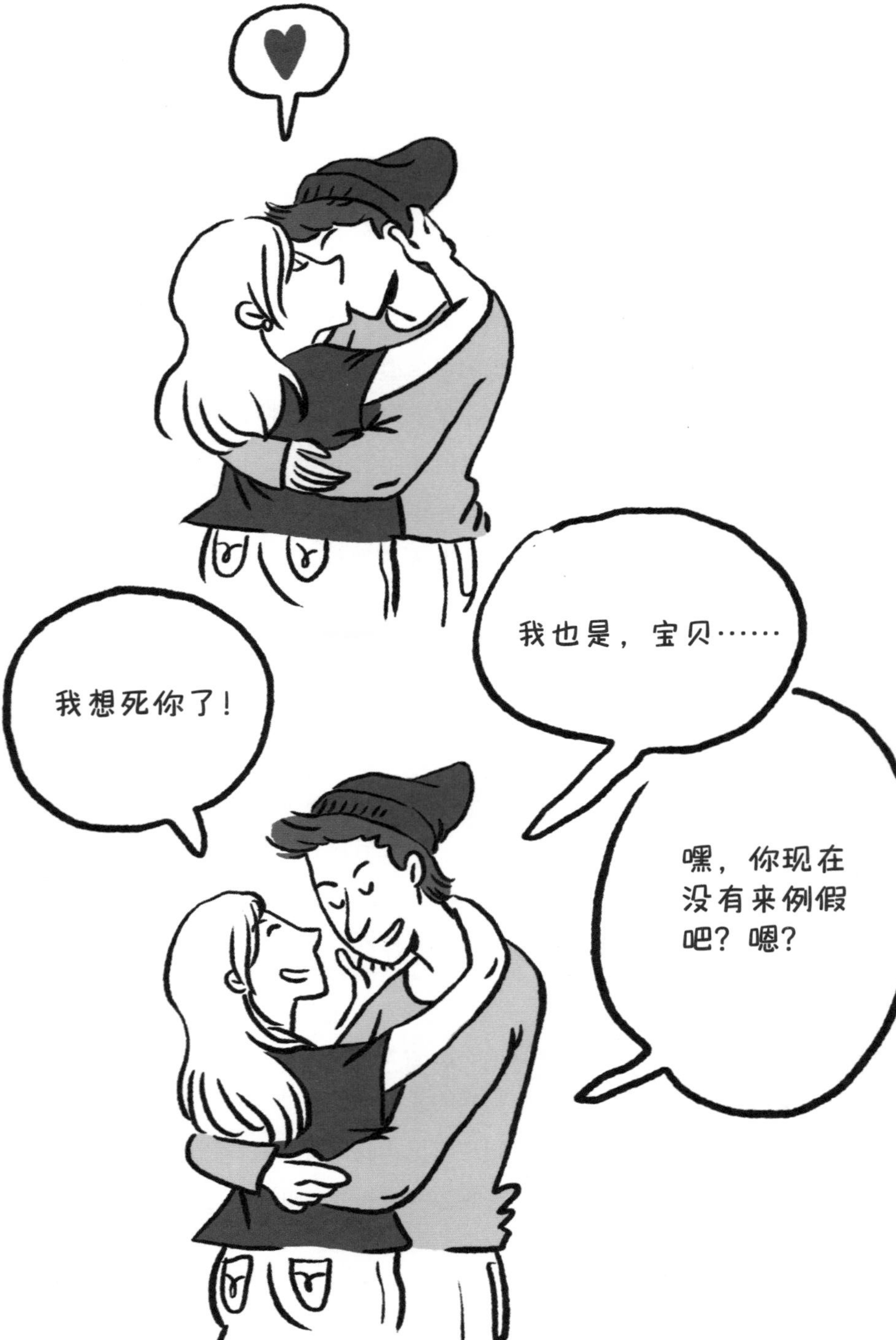
我想死你了！
我也是，宝贝……
嘿，你现在没有来例假吧？嗯？

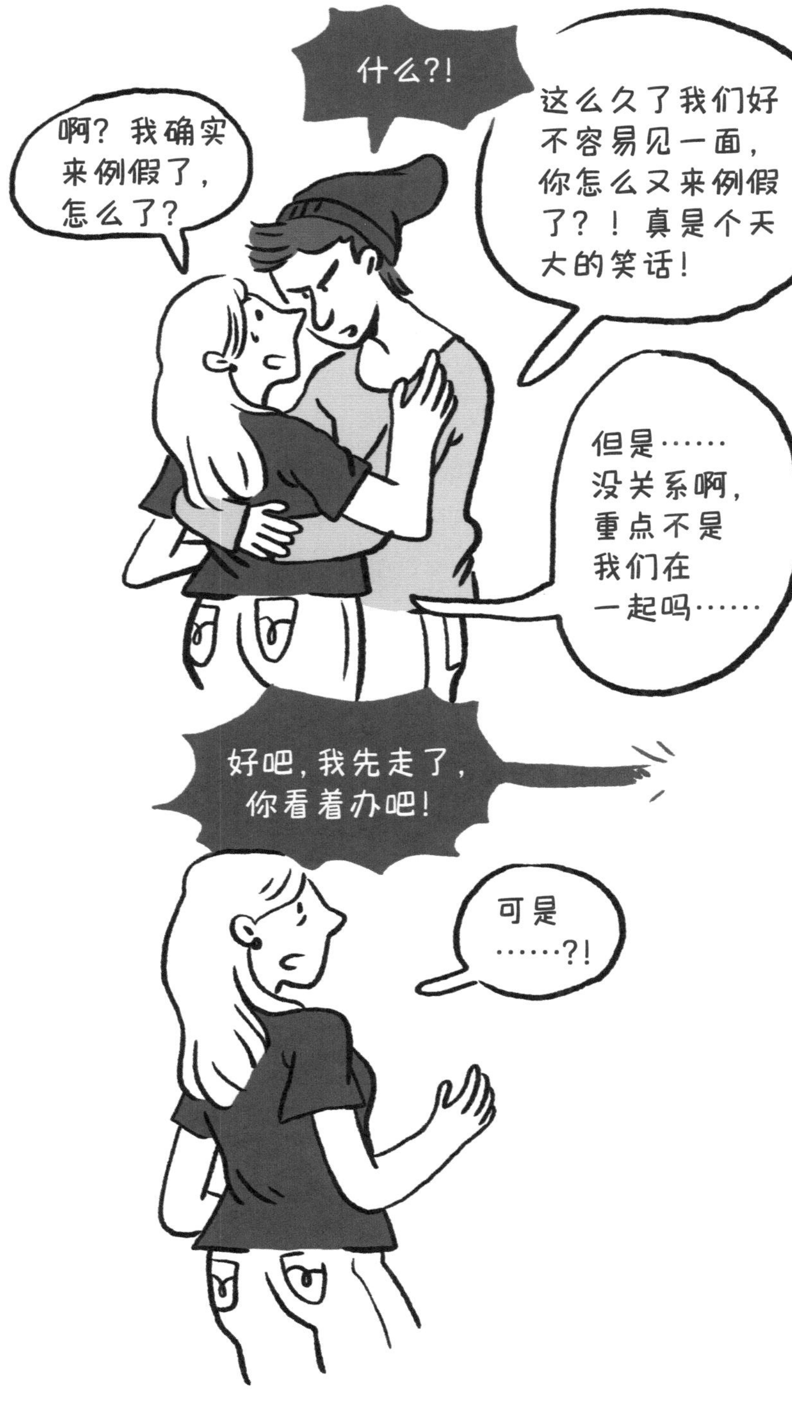

什么?!
这么久了我们好不容易见一面，你怎么又来例假了?！真是个天大的笑话！
啊？我确实来例假了，怎么了?
但是……没关系啊，重点不是我们在一起吗……
好吧，我先走了，你看着办吧！
可是……?!

西方受到基督教非常强烈的影响，创造了“圣母无染原罪”[①]的概念。在我看来，在区分这两种现象上，我们做得实在太糟糕了：

- 生育（基于丰富的原则，被基督教徒视为积极的）；
- 月经（基于破坏的原则，被认为是消极的）。

在原始传统中，出血不仅是正常的，而且是与“伟大的整体”交流的象征。但直到今天，月经早已经沦为一种耻辱，妇女因此被禁止接触其他人，不仅被禁止进入寺庙，有时还被禁止踏入自己的家。简而言之，正如我的一个客户所嘲讽的那样：“成为一个女人，就是成为邪恶的源头。”（感谢《圣经》！）

而我们的“月经”每个月都会提醒我们这一点。

月经贫困

月经禁忌也是月经花费的禁忌。全世界有大约5亿妇女——包括法国的200万妇女——由于资金困难用不上经期护理用品，着实令人担忧。更不用说这些必需品往往还受到“粉红税”的

① 英文The virgin without original sin，法文Immaculée Conception，天主教相信耶稣的母亲马利亚，在灵魂注入肉身的时候，即蒙受天主的特恩，使其免于原罪的玷污。——译者注

加害：

• 直到 2016 年，经期护理用品的增值税率为 20%，与适用于奢侈品的增值税相同。现在护理用品被归为基本必需品，其增值税率为 5.5%，和食品相同。然而在法国，报销的药品、报纸杂志和观看现场表演的增值税率为 2.1%：为什么不把经期护理用品也加上呢？甚至直接取消所有被认为是基本必需品的产品的增值税？正如 90% 的法国人所希望的那样。

• 我们还可以谈一谈性别营销：在产品功能相同的情况下，女性用品比男性用品要贵。例如，剃须刀就是这种情况：在同一个货架，同样的功能和刀片数量，“男性专用”的灰色或蓝色剃须刀比“女性专用”的粉色剃须刀价格要低。这些产品功能相同，只是包装和广告有所差别。

除了对尊严的侵犯这一条，月经贫困还增加了旷课或旷工以及健康风险。事实上，更换卫生巾或者棉条的时间超出建议时间是有风险的。而由于没钱或没有合适的场所，并不是所有的妇女都有机会及时更换。

在法国，这些情况自 2021 年开始出现变化。一些学校终于为年轻女性提供免费的经期护理用品。当月经这个话题在家庭中成为禁忌，或者当学生们没钱购买卫生用品时，学校的角色是很重要的。社会保障性质的杂货店和专门处理贫困住房问题的协会也在低价出售经期护理用品。最后，监狱向妇女提供的经期护理用品种类也更加丰富了。

每个人都能以自己的方式与月经贫困做斗争：

• 向当地致力于帮助流浪人士的协会捐赠经期护理用品；

• 组织一次带有捐赠箱的卫生用品收集活动；

• 提高当地店主（如餐馆老板）的保护意识，在他们的卫生间里提供卫生巾，或主动将卫生巾留在那里；

• 组织手工坊，用回收的材料缝制可清洗的毛巾和内裤。

月经初潮快乐？

不管在哪个国家，大多数女性肯定都记得自己第一次来月经——称为“月经初潮”。与这一时刻相关的习俗和仪式充分说明了一个社会对经血的看法，甚至可以影响一个女人这一生与自己的“月经”的关系。

当我问起与我同辈和前几代女性初潮的经历时，我经常得到一些言辞激烈的回答。在其他国家也不一定更好……

• 在法国、希腊、土耳其和阿富汗，很少有年轻女性知道月经的存在。当她们惊讶或痛苦地注意到自己在流血时，迎接她们的是一记耳光来作为解释。第一次月经是可以生育的标志，初潮后的年轻女子被视为身体已经足够成熟，因此即将犯下“原罪”。所以，她正在为将来会犯下的“罪行”接受惩罚。这也是一种表达“我给你最后一巴掌，因为从今天起你是一个女人，一个成年人”的方式。

• 在赞比亚等一些非洲国家，阿姨或关系密切的女性家人会解释初潮是“作为女性的开始”。但在任何情况下，母亲都不会扮演这一角色，因为与父母谈论月经、性行为和婚姻生活是不好的。

• 在非洲、拉丁美洲和中东的一些国家，很不幸的是，这些地方的年轻女性要接受割礼：切除或缝合生殖器区域，使女性无法感受到性快感。在索马里、几内亚和吉布提，高达 98% 的妇女接受了割礼。在塞内加尔，有 28% 的女性遭受过割礼。一项研究表明，这种做法与人们对月经的看法有关。与未受割礼的女性相比，受过割礼的女性更孤立，辍学概率更高。

在女性更受尊重且自由的那些国家，有更令人快乐且健康的仪式。

• 在哥斯达黎加的布里布里（Bribri）部落，妇女受到尊重并拥有土地和庄稼，她们有为月经初潮的年轻女性举行“可可仪式”的习俗。

• 在日本，母亲会在这个阶段准备红豆饭：一道由米饭和红小豆制成的传统饭食，它的象征意义大家心照不宣。在分娩等其他事情的庆祝活动中，全家人也会享用这道饭食。

至于时间和场合，实际上有很多方式来庆祝年轻女性的初潮。有一些令人愉快的选择可以让她们对这个自然过程有一个健康的看法：

• 与家里的女性或年轻的女性朋友一起搭一个粉红色的帐篷。在这个粉红色的帐篷里，可以畅所欲言，敞开心扉，自由讨论女性问题。通常也会共享一些小零食。

青春期越来越提前？

青春期提前和初潮年龄提前通常是内分泌干扰物（特别是食品、塑料制品、纺织品和化妆品）导致的。但美国的一项研究表明，这些干扰物实际上会导致发育迟缓。还有其他因素可以解释初潮年龄提早：遗传、生活方式和营养质量。当女性在 16 岁时仍未来月经，我们称之为原发性闭经。

- 提出一个让年轻女性感兴趣并让她们积极地度过这个过渡期的仪式。
- 简单地提供一个手工缝制或买来的口袋，里面放上提前买好的经期护理用品。
- 畅所欲言！告诉年轻女性自己如何对待月经，这是帮助她们改变心态并建立月经的健康形象的好方法。

我们能看到，在许多文化中初潮的仪式最终都与“成为女人”联系在一起。但如今，重要的是要将这两件事分开：来月经不等于变成女人，更不等于生孩子。这种强加的联系更像是来自社会，而不是生物学原理。初潮的平均年龄在12.5岁左右，但生长发育在18岁左右结束，大脑在30岁左右完全成熟。所有这些仍然是统计数据，重要的是我们自己的感受，不要被生活中的生理现象和社会言论左右。

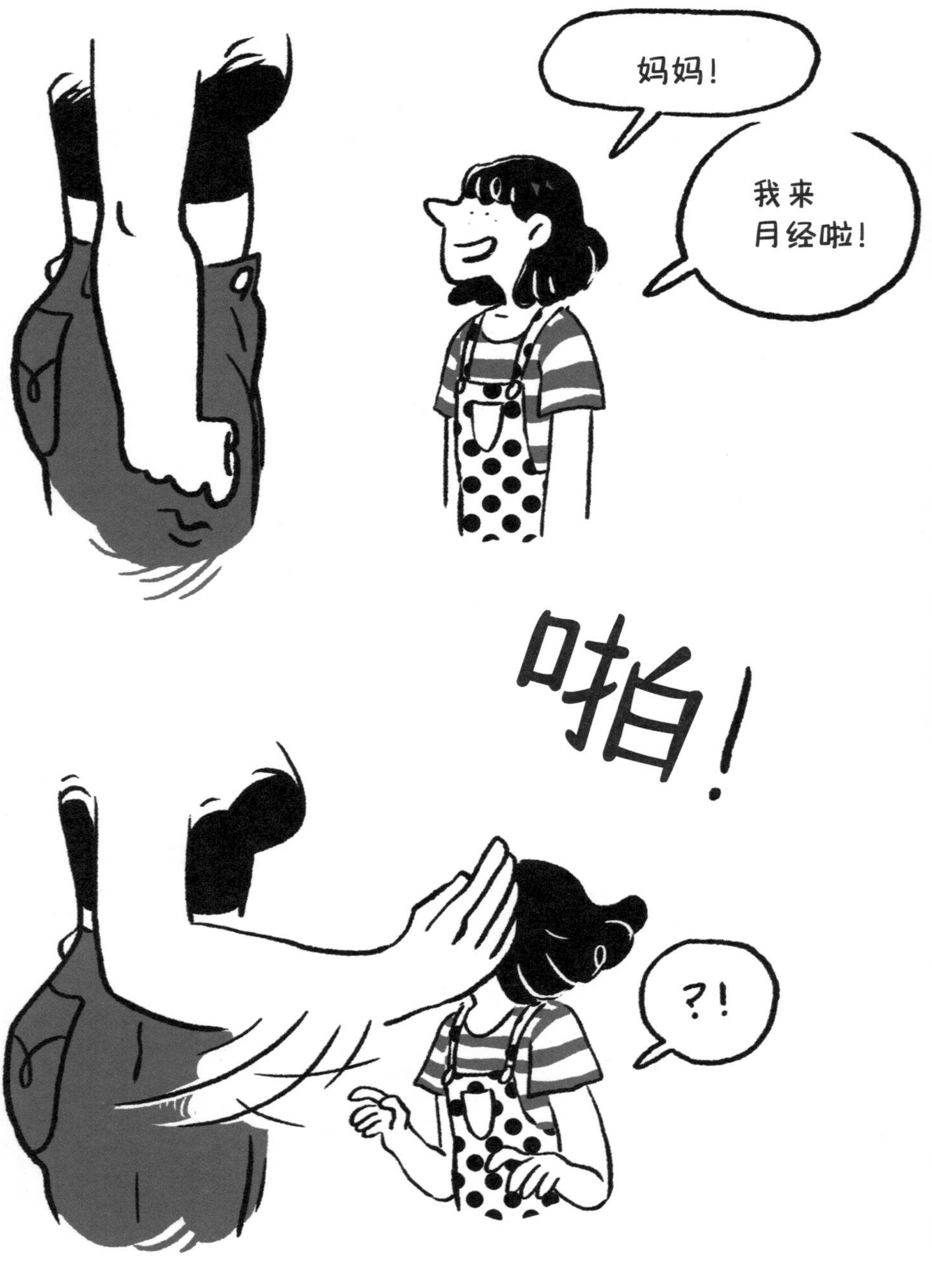
妈妈!
我来
月经啦!
啪!
?!

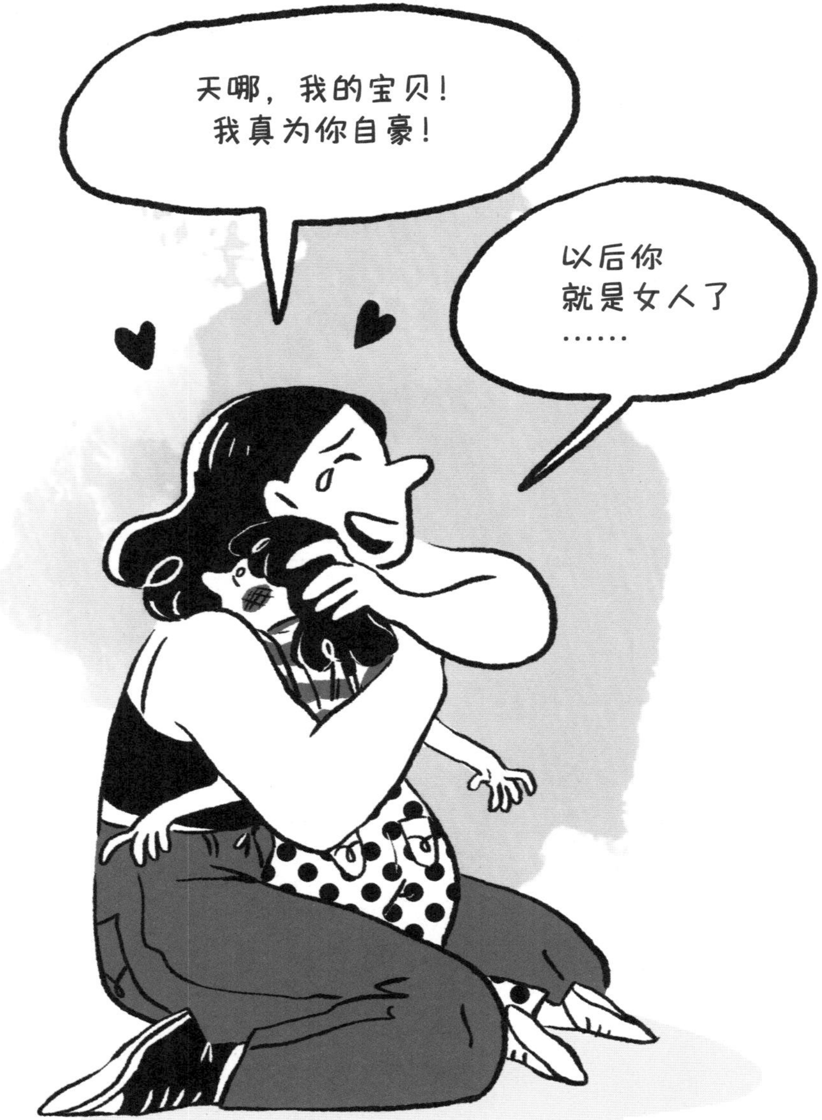
天哪，我的宝贝！我真为你自豪！
以后你就是女人了……

2

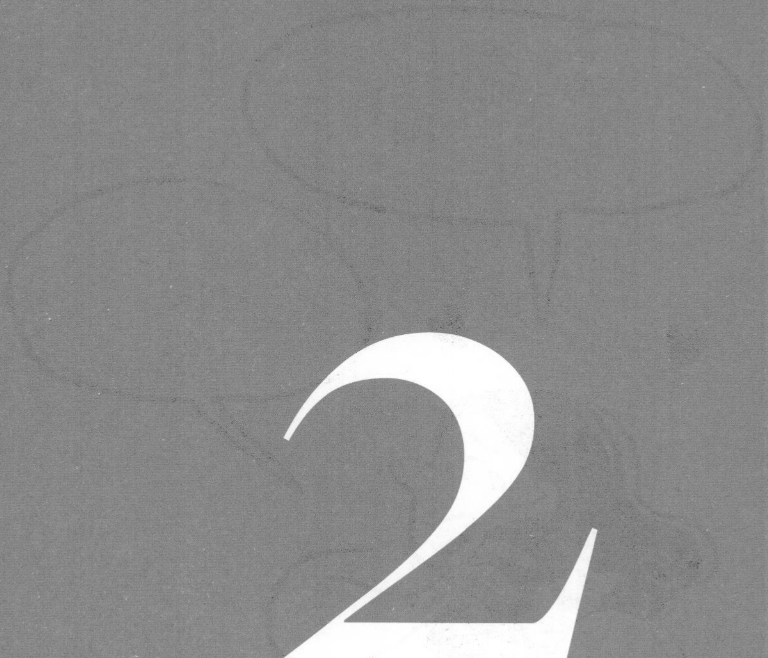

世界各地的妇女是如何度过经期的？

Comment les femmes vivent-elles leurs règles dans le monde ?

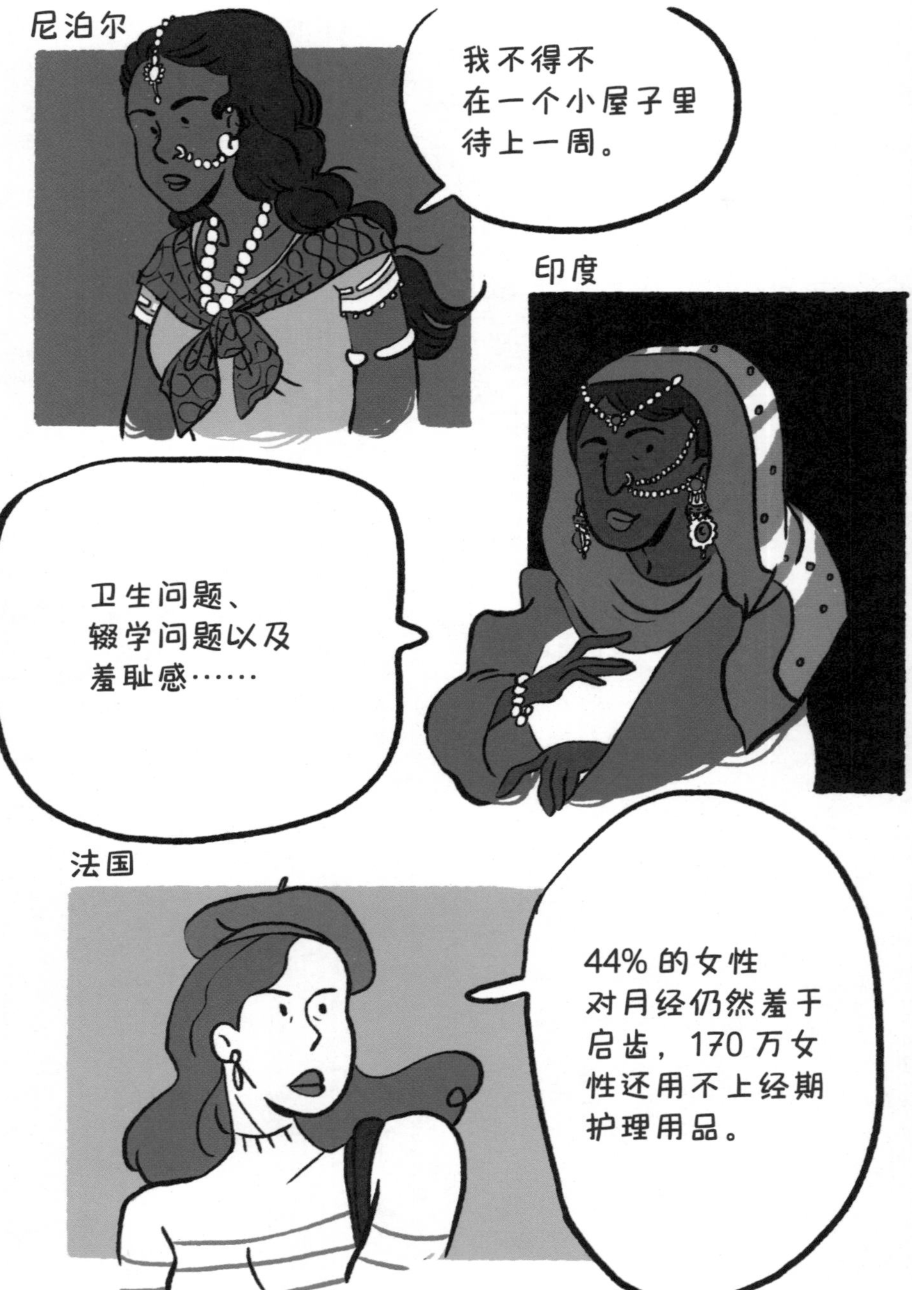
尼泊尔
我不得不在一个小屋子里待上一周。
印度
卫生问题、辍学问题以及羞耻感……
法国
44% 的女性对月经仍然羞于启齿，170 万女性还用不上经期护理用品。

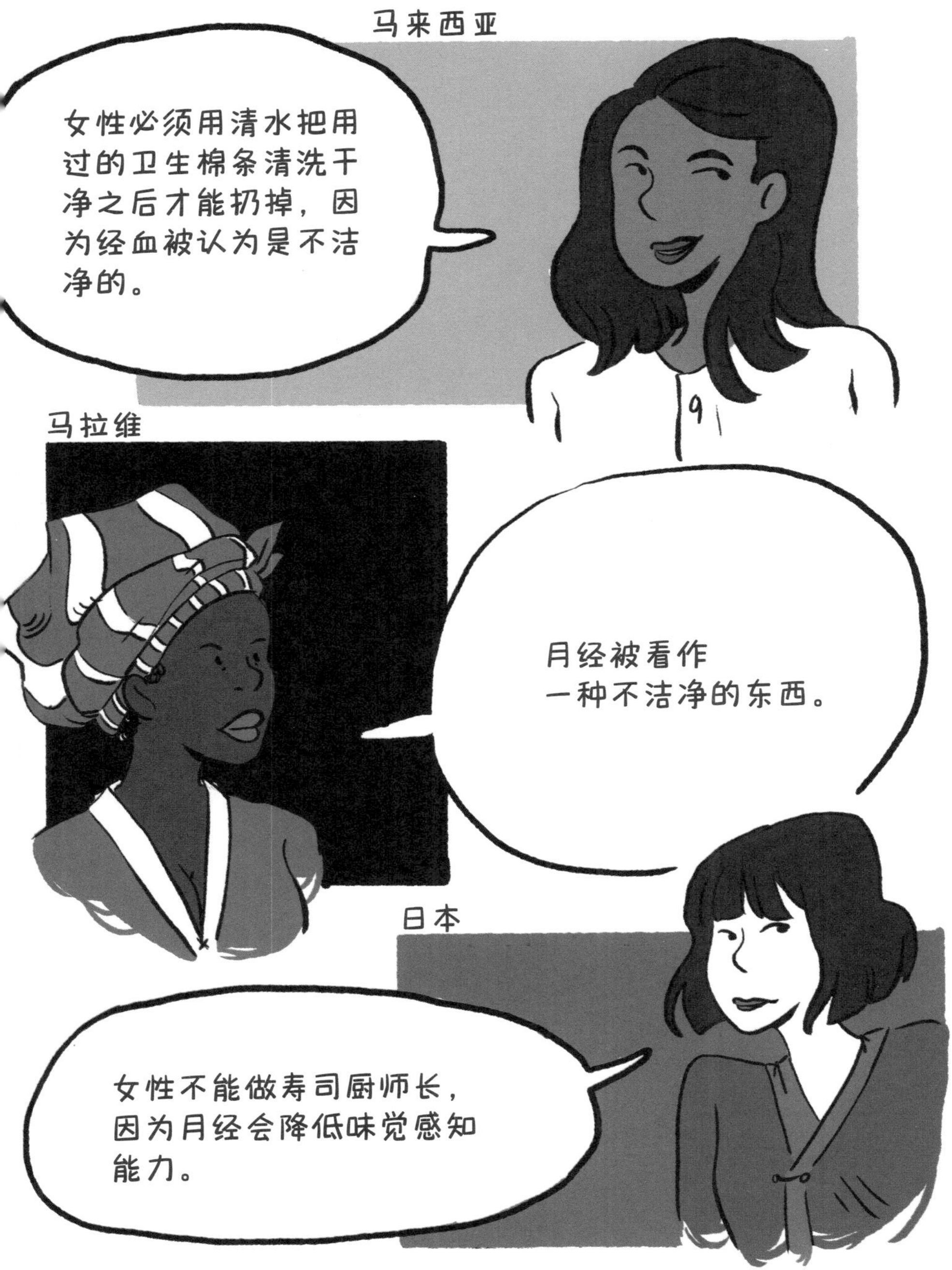
马来西亚
女性必须用清水把用过的卫生棉条清洗干净之后才能扔掉，因为经血被认为是不洁净的。
马拉维
月经被看作一种不洁净的东西。
日本
女性不能做寿司厨师长，因为月经会降低味觉感知能力。

如果我们可以选择一次性经历人生全部的月经，然后平静地度过余生，那么我们将会持续流血6年不间断！

也就是说，月经占据了女性生命中十分神圣的一部分。由于文化、宗教或地域不同，每个女性经历月经的方式各不相同。在某些地方，经血被认为是肮脏的，或是某种力量的来源。

从肮脏的经血到人间悲剧

由于月经一直是禁忌，经血也成为污秽的代名词，流经血的女性也因此被认为是不纯洁的。在印度，月经甚至是一件无人提及的耻辱之事，年轻的女孩子只能在痛苦中秘密地度过初潮。即使她们有幸能用上一次性经期护理用品（只有12%的女性），也必须将这些卫生用品扔进一个专门的垃圾箱中，之后会由一个被指定的低种姓人来清理，因为这件我们习以为常的事情在印度被视为是有辱人格的。还不止于此，印度教认为女性在某些情况下是不洁的，甚至必须被锁在一个单独的房间里，避免被接触或被看见。被隔离后的女性要经历一场沐浴仪式，才会再次变得纯洁。在月经期间，任何进入厨房的行为和性行为都是绝对禁止的。

如果你觉得在法国，生理期的女性进入厨房没什么问题，那么请想想经期的时候别人不让你做蛋黄酱吧①。虽然程度不及印

① 在法国，经期女性做不好蛋黄酱是人们有关月经的迷信之一。——译者注

度，但在法国，月经禁忌同样存在。例如，迫于尴尬我们会把经期护理用品放在包里带进洗手间，而不是直接拿在手上。

再来看看其他国家。在尼泊尔，女性在月经期间也被认为是不洁的，有一种叫作“朝帕蒂”（chaupadi）的传统——从2005年起法律禁止这种月经禁忌形式，但至今仍然存在。这一传统是性别歧视和月经禁忌的产物：女性流血时（无论是在月经期间还是分娩后）必须被“流放”到一个临时简易小屋，甚至可能在村庄外。在此期间，她不得接触任何儿童、男性或取水点，并且必须严格控制饮食。这些女性可能身体非常虚弱，在极度危险的情况下，有人甚至会因被蛇咬伤而死，或者在寒夜生火取暖结果窒息身亡。

与月经有关的几乎没有什么开心事，但不管怎么说还是有一件。起源于印度的耆那教社会结构中的性别歧视相当严重，然而，在女性月经问题上恰恰相反。耆那教视月经为完全正常和自然的过程，女性教徒不会受任何限制，男性则在女性经期承担起她们的职能。因此，女性得以接受净化洗礼（是的，还是有洗礼！），以及最重要的——休息。

月经的婉辞

我们谈论经期的方式很大程度上体现了我们的社会如何看待月经。这并不是二元的：我们会发现自己其实处于对月经讳莫如深（如印度、非洲）和完全开放之间。只需要听听我们称呼月经用的婉辞就够了：

- “大姨妈来了”；
- “糟糕的那几天”；
- “英国人登陆了”[①]；
- “那个来了”……

而正是这些人人都心知肚明的代号，让我们再也说不出这个神秘的词——“月经”！

在美国，人们用“接待表兄弗洛”[②]代指来月经；在日本，人们则用“一个裂开的瓜”作为婉辞……从文化的角度来说，法国也不例外。通常，任何让人联想到红色的表述都可以用来表示月经：

① 讽刺英国人，有明显的法国文化特征，而且呼应了英国人军服是红色的。——译者注

② 来自英语的“Cousin Flo”（弗洛表兄），也写作“Aunt Flo”（弗洛姨妈）。“Flo”一语双关，既是常见英文人名 Florence（弗洛伦斯）、Flora（弗洛拉）的昵称，也是 Flow（涌流、涨潮）的谐音词。——译者注

罂粟花、红衣主教、番茄酱等。

然而，恢复月经在日常生活中的地位刻不容缓，首先就是按照原本的方式称呼月经。如果“月经”和“生理期”这两个词让我们感觉说不出口，我们可以用“月事”来暗指。我个人感觉这样比“番茄酱”更有诗意，也没有“那个”那么消极，而且还具有象征意义：月亮盈亏的周期是29.5天，正好接近月经的平均周期。

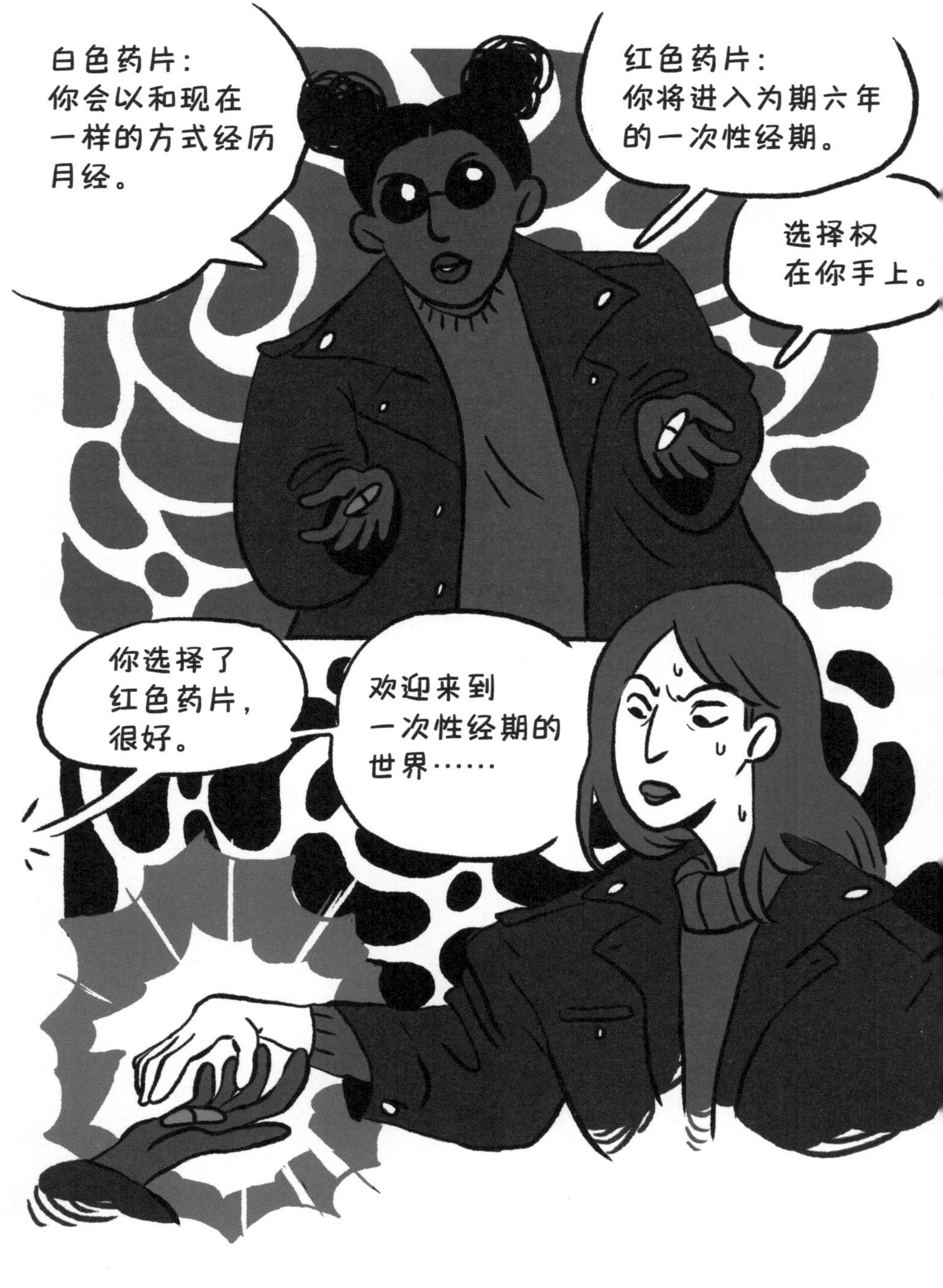
白色药片：
你会以和现在一样的方式经历月经。
红色药片：
你将进入为期六年的一次性经期。
选择权在你手上。
你选择了红色药片，很好。
欢迎来到一次性经期的世界……

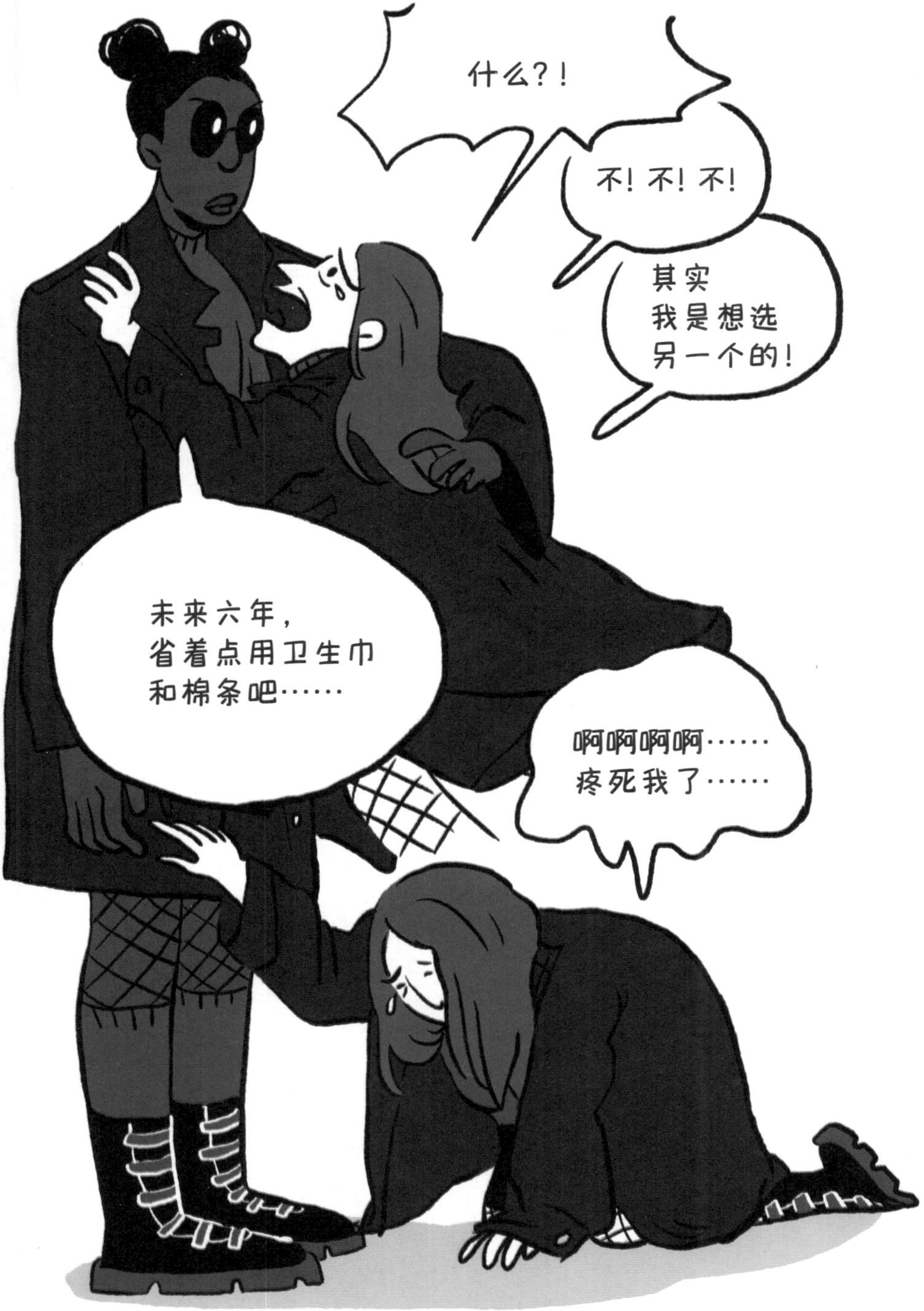

什么?!
不!不!不!
其实
我是想选
另一个的!
未来六年,
省着点用卫生巾
和棉条吧……
啊啊啊啊……
疼死我了……

3

什么是
月经周期？

Qu'est-ce que
le cycle menstruel ?

当我在问诊期间问女性她们的月经周期是多久时，她们经常回答我“3天”甚至“7天”。但是，她们所指的只是月经持续的时间，而这只是冰山一角。

实际上，我们在生活中常把月经周期（以出血开始，以下一次出血结束）与月经混为一谈，原因是月经与生育能力，特别是排卵有非常密切的关系。但最重要的是，月经周期并不仅限于月经或生育能力，它与女性的整个身体和新陈代谢息息相关。

了解我们的生殖器官

和对月经一样，我们的文化对女性的生殖器也讳莫如深。阴蒂就是一个例子。这个女性器官大部分在身体内部，与性快感有关，是割礼切除的对象（这甚至被称为“精神割礼”）。在20世纪初，医学书籍用了大约四页来介绍阴蒂。令人遗憾的是，半个世纪后，大约在1960年，却缩减到了四行。职业治疗师让-克劳德-皮卡尔（Jean-Claude Piquard）在《阴蒂的神奇故事》一书中惋惜道：“这不是缺少认知，而是认知的倒退”。这似乎不是一个巧合：1960年，精神分析学的奠基人弗洛伊德的理论正大行其道。因为没发现阴蒂有任何生育功能，弗洛伊德认为阴蒂与小女孩有关，他接着宣布阴蒂高潮是“不成熟”的性行为的结果。

1998年，由于法国妇科医生欧迪勒·布松（Odile Buisson）研究了阴蒂的解剖结构，阴蒂再次进入大众视野。然而，直到2017

年，学校里的科学和地球生命教科书才在解剖图中重新给予阴蒂应有的位置。

内部结构图

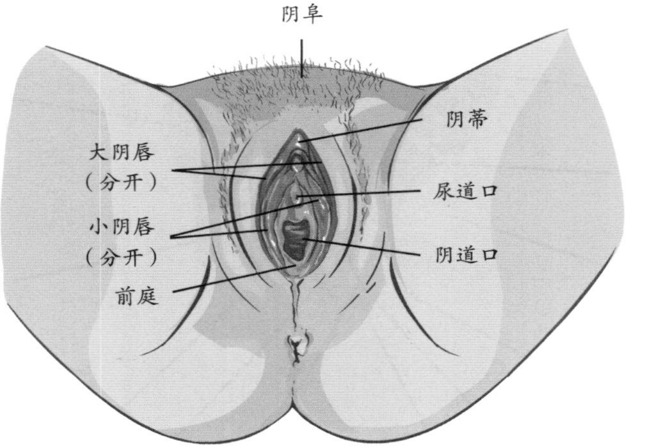

骨盆的腺体和生殖器统称为生殖系统。另外还有乳房：乳房随着月经周期的激素（即荷尔蒙）分泌而变大，还会因怀孕和哺乳期的激素分泌而变大。与月经周期相关的激素（雌激素、睾酮）有时会导致乳晕长毛——这是另一个被当作禁忌但很常见的现象。

至于阴道，在解剖图上通常被画成“打开”的。然而，在没有插入行为时，我们的阴道黏膜是完全紧贴在一起的！但是不要担心，性行为并不会损伤阴道或阴蒂（痛感有时是由强烈的性刺激引起的，但这只是暂时的）。

妇女骨盆的横切面图

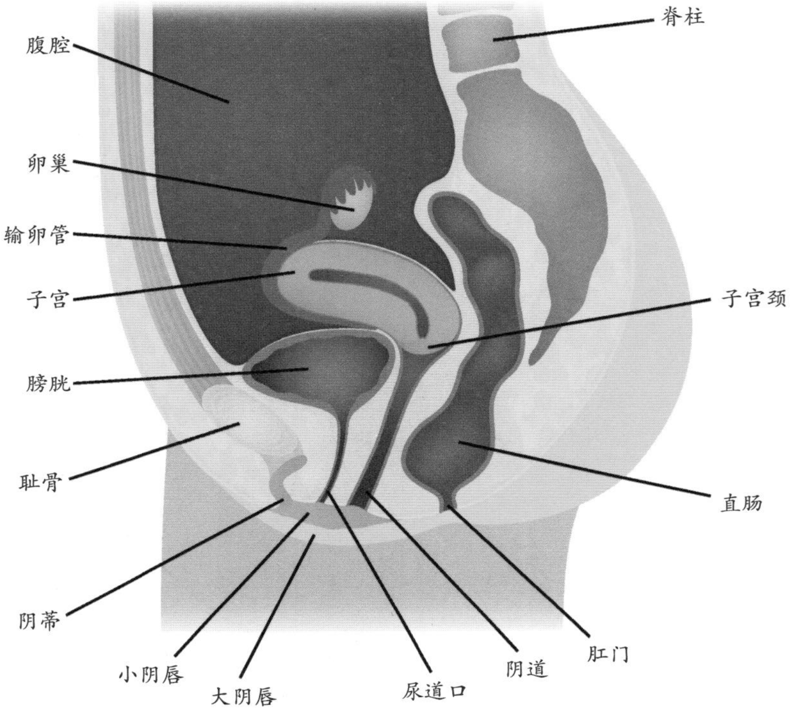

至于处女膜，它本身就是一个器官，不幸的是，它是妇女所谓“处女”的象征。然而，这层小膜或多或少都有孔隙，因此经血才能通过——完全封闭的处女膜极为罕见，需要医疗手段介入。处女膜在性行为过程中不一定会破裂。事实上，有各种形状和大小的处女膜，而且从出生起就存在。第一次性行为可能会破坏处女膜，也可能不会。处女膜可能因性行为而不再存在，但也可能因为其他事情而破裂（比如从事高强度运动）。

在任何情况下，处女是指从未有过插入性的性行为的女子，这个概念应该与处女膜区分清楚，就像自慰或插入卫生棉条或情趣玩具不会损害处女膜一样。

虽然大多数解剖图展示的性器官在某种程度上是“完美”的，但是请记住，性器官可以有各种尺寸、形状甚至颜色，都是完全正常的。事实上，1.7% 的人口是天生的双性人，即他们的性器官外观不符合男性或女性的通常特征。

月经周期的几个阶段

让我们来谈谈这个问题的核心！我们从青春期开始就被反复灌输月经周期持续 28 天，排卵期在第 14 天。但事实并非如此，月经周期天数取决于我们的激素，而激素本身又与环境有关！

1. 这一切始于大脑，下丘脑以脉冲的方式分泌促性腺激素。下丘脑就像大老板，什么都看得见，什么都知道，并给它的得力助手——垂体（位于大脑的另一个腺体）下达命令。

2. 之后垂体会通过分泌以下物质来指挥卵巢做什么：

- 在月经周期的前半段分泌促卵泡激素；
- 分泌促黄体生成素，该激素到达峰值时排卵。

3. 一旦受体接收到促卵泡激素和促黄体生成素的信息，卵巢就能开始工作并分泌以下物质：

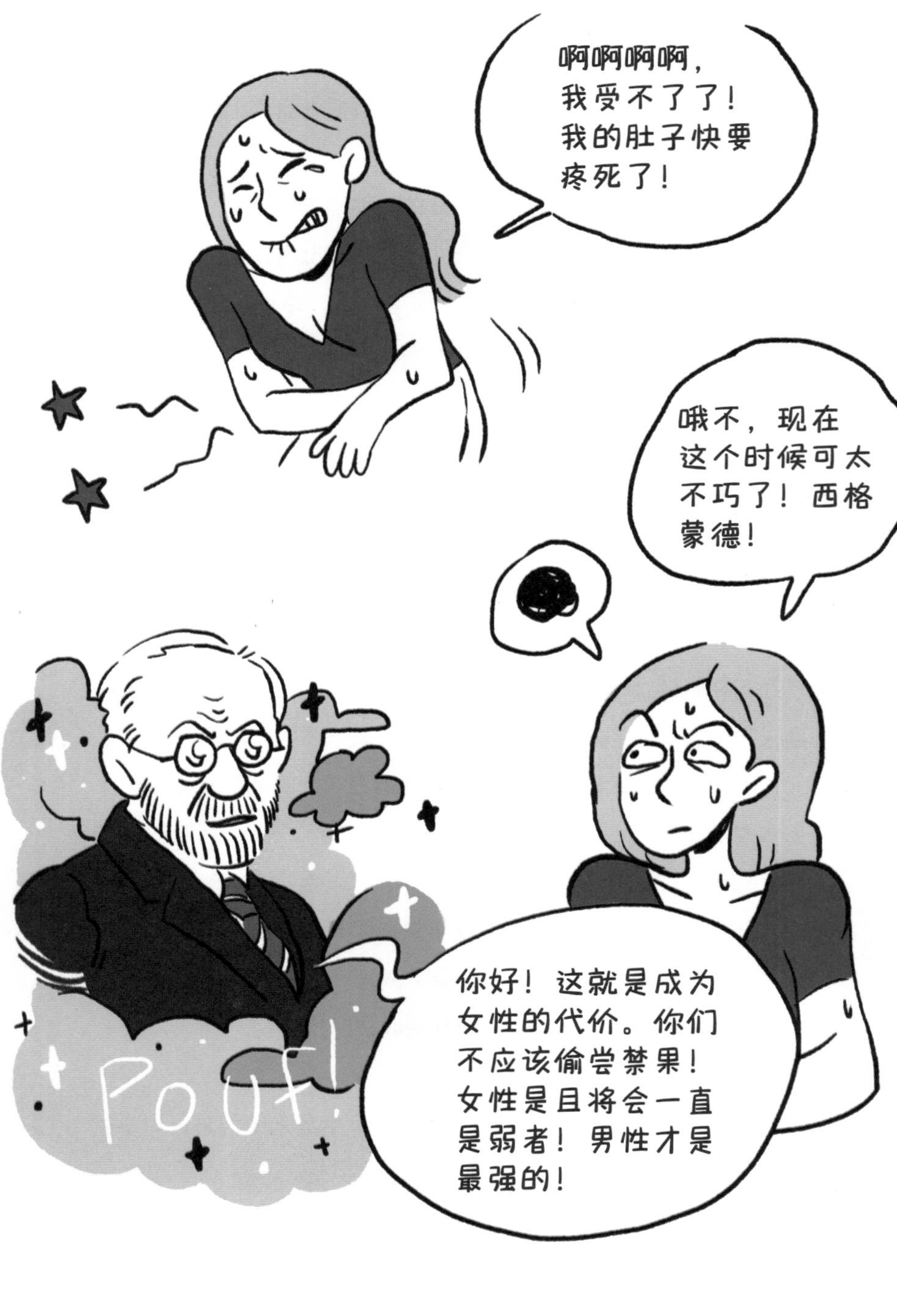
啊啊啊啊，我受不了了！我的肚子快要疼死了！
哦不，现在这个时候可太不巧了！西格蒙德！
POUF!
你好！这就是成为女性的代价。你们不应该偷尝禁果！女性是且将会一直是弱者！男性才是最强的！

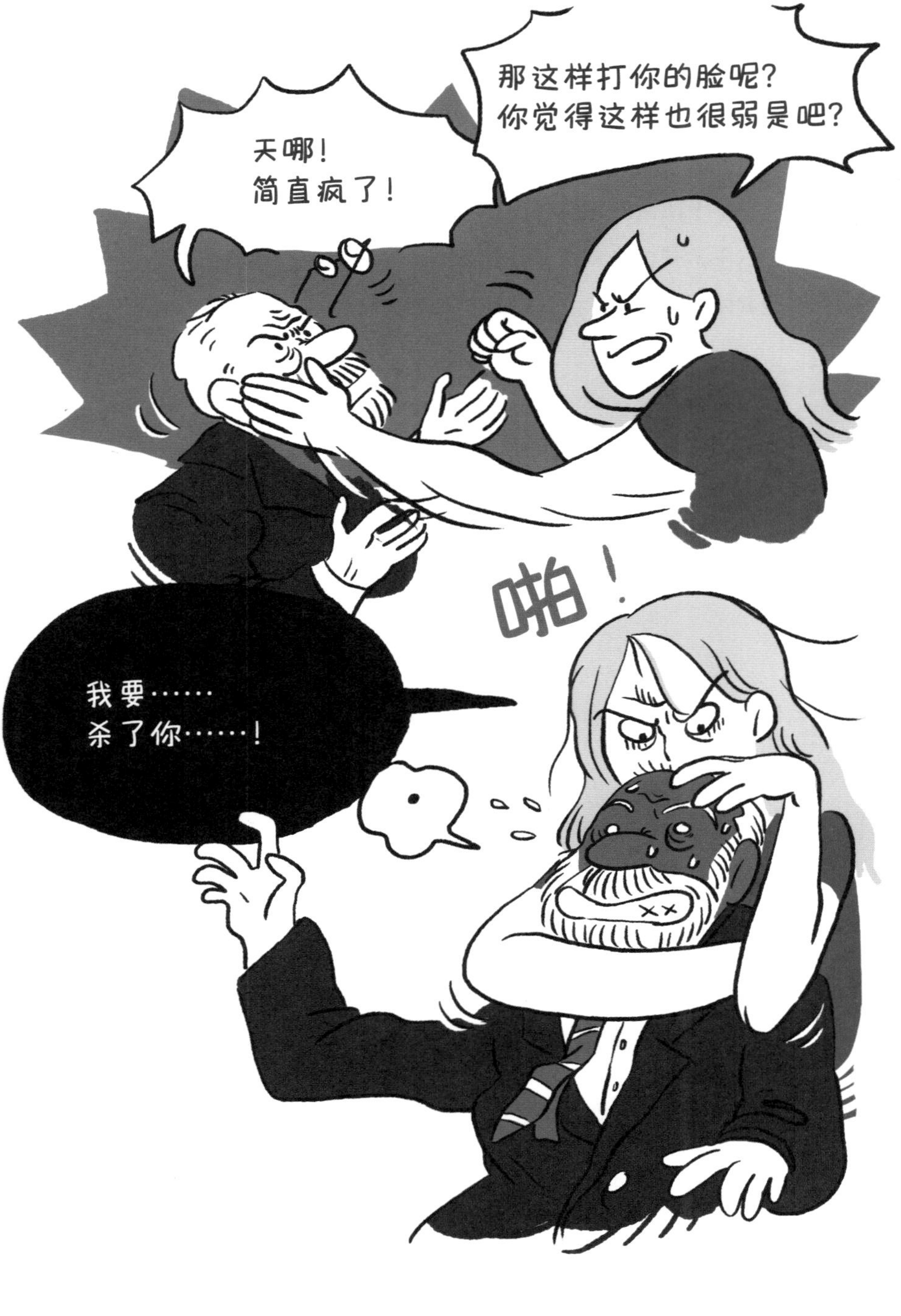
天哪！
简直疯了！
那这样打你的脸呢？
你觉得这样也很弱是吧？
啪！
我要……
杀了你……！

- 雌激素，其作用简单地说就是准备受精；
- 黄体酮（也称孕酮），其作用更多是为怀孕做准备。

4. 由于雌激素和黄体酮在血液中循环，下丘脑可以测量它们的激素水平，并再次调节促性腺激素，进一步使垂体调节促卵泡激素和促黄体生成素水平。这种现象被称为反馈调节。

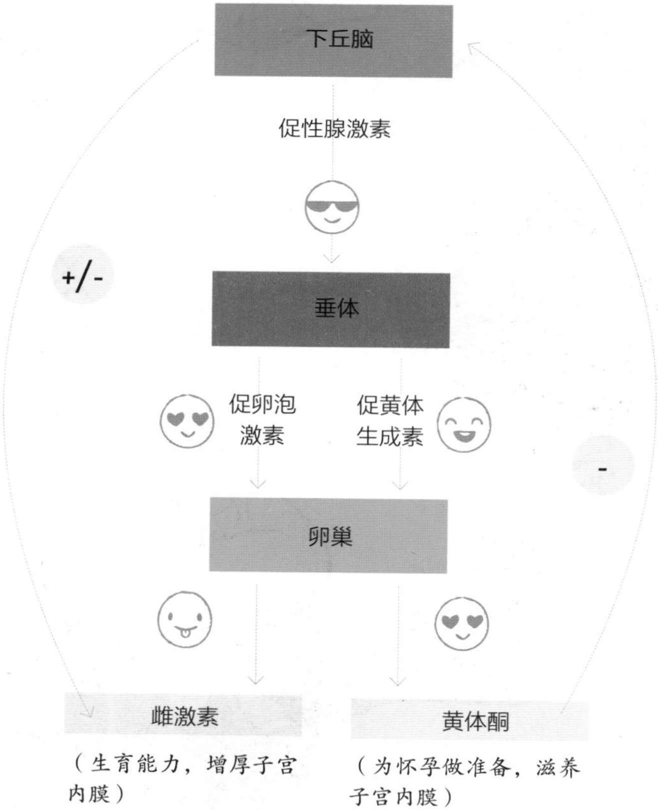

如何确定自己处于月经周期的哪一阶段？

为了确定一个人处于月经周期的哪一时期，一般将月经周期划分为四个主要阶段。

月经期：标志着一个周期的结束和一个新周期的开始。此时，所有激素处于最低水平，子宫内膜也因此脱落。

卵泡期：重新开始工作的时期。促卵泡激素刺激储备卵子的卵巢。每个周期大约有 10 个卵泡处于不同发育阶段：一个小卵泡需要几个月的时间才能最终成熟，其内部包含一个卵细胞（卵子）。这些卵泡分泌雌性激素，也是生育的窗口。子宫内膜在雌激素的影响下会变厚，子宫颈还会分泌宫颈黏液。宫颈黏液有营养、有弹性，pH① 中性，能够保证精子存活。

排卵期：雌激素水平连续两天达到最大值，这也是卵泡达到成熟的标志。成熟卵泡被称为格拉夫卵泡②。然后，促黄体生成素水平达到高峰，导致卵泡破裂——排卵！这时，成熟的卵泡实际上会排出一个卵子：卵细胞被释放出来，进入输卵管，在那里等待受精，为期 24 小时。

① 即氢离子浓度指数。pH 一般在 0 到 14 之间，等于 7 时为中性，小于 7 时为酸性，大于 7 时为碱性。——译者注

② 最初由荷兰医师、解剖学家格拉夫发现。——译者注

黄体期：卵泡释放出卵细胞后剩下的部分成为黄体。它的作用是分泌孕激素，易孕期结束。身体在等待。怀孕了？没有怀孕？在这个阶段，这并不重要，因为子宫内膜不再增殖，而是在用营养物质充实自己。女性的新陈代谢会发生一些变化，以应对这种等待。最多 14 天后，如果没有胚胎进入子宫，下丘脑就会下令停止一切：一个周期结束，新的周期开始。

不可靠的证据

来月经并不保证没有怀孕：在怀孕初期胚胎植入期间的出血是很常见的。

有些女性甚至在不知道自己怀孕的情况下，还会持续几个月来月经，反之亦然。月经晚来不一定意味着怀孕，也有可能是其他因素造成的（详见第 12 章）。

排卵：重中之重

你应该知道，一个“正常”的月经周期可能持续 21 到 35 天。但是周期的第 14 天排卵，然后月经在准备好之后来，这种说法是不准确的。事实可能完全相反。有些女性的排卵日比第 14 天稍早或稍晚，这实际上会导致她们的月经在 28 天之前或之后到来。

另外，卵泡期是一个微妙的过程，可能会被以下因素打乱：

- 激素紊乱；
- 营养不足；
- 母乳喂养；
- 药物治疗（如非甾体抗炎药：服用 10 天后，排卵和孕酮的分泌会受到影响）；
- 长期压力。

在特殊情况下，也有可能不会排卵：

- 促黄体生成素峰值不足以使卵泡破裂；
- 卵泡内不含卵细胞。

只要没有排卵，卵巢就会继续工作：这时一般会启动一个新的过程，卵泡期因此延长，推迟排卵。虽然这种现象完全不会引起注意，但它导致的结果就是月经周期会比平时更长。不过放宽心，要知道，四分之三的女性月经周期都不规律。排卵延迟（或至少卵泡期时常不稳定）是其中一个原因。因此，是时候打破“28 天周期、第 14 天排卵”的迷信了！

在其他情况下，你需要问自己一些问题。这可能是多囊卵巢综合征造成的，每 10 个女人中就有一个受其困扰（详见第 12 章）。在卵泡期结束时促卵泡激素和促黄体生成素分泌水平未达协调，这种情况下不会排卵：在这段时间内，卵泡继续成熟，有时会分泌过多的雌激素。多囊卵巢综合征患者的睾酮也超过正常水平，因此，患者的卵泡期可能会持续几周到几个月不等。

这并不意味着在周期中可以排卵无数次。一旦排卵确实发生并且以定性方式发生，就会进入黄体期。不可能再发生新的排卵。这个阶段持续时间相当稳定：大约 14 天。但通常会出现黄体酮水平降低，此阶段缩短，一般会导致一些令人不快的症状，即众所周知的“经前综合征”（PMS）。

排卵也不可能是自发的，例如在性兴奋后或在性行为期间。自发性排卵现象在动物界确实存在，但不是所有的哺乳动物都如此：雌性的狗、猪、绵羊、牛和老鼠会自发排卵。我们人类的女性更像兔子、单峰驼甚至犀牛，属于诱导性排卵，这是精准的新陈代谢策略的一个环节。这就是为什么我们“生育力较高”，而不会“生育力过高”。

小卵泡需要几个月的时间才能达到第三阶段（而且很多会在这个过程中死亡），之后还需要 5 天时间才能最终成为格拉夫卵泡。因此，虽然排卵可以在月经

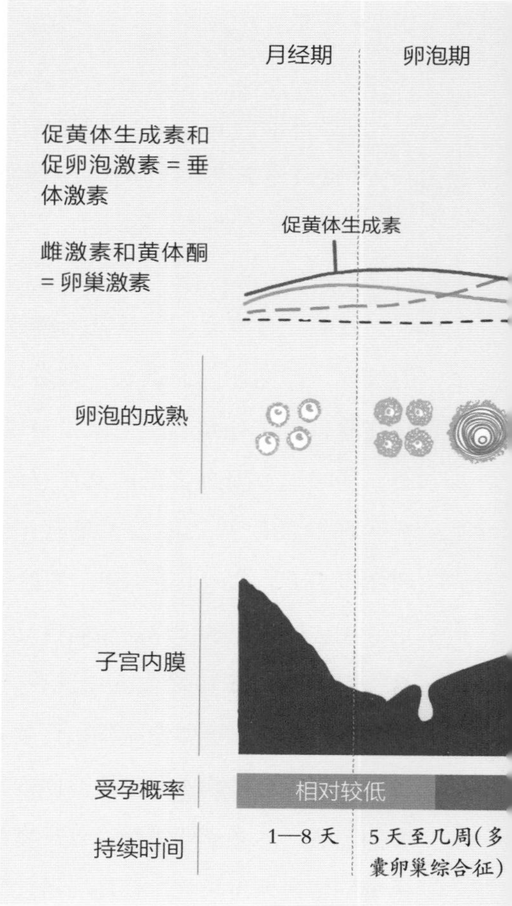

周期中的“任何时候”发生，但它绝不会是毫无征兆的。你可以用症状体温法来确定在当前月经周期的准确阶段，这种方法能够通过记录一些指标（宫颈黏液的质量、宫颈的位置、基础体温）来逐日监测受孕概率。只要跟专业的医疗顾问学习并严格遵循使用，这种方法可信度还是比较高的。

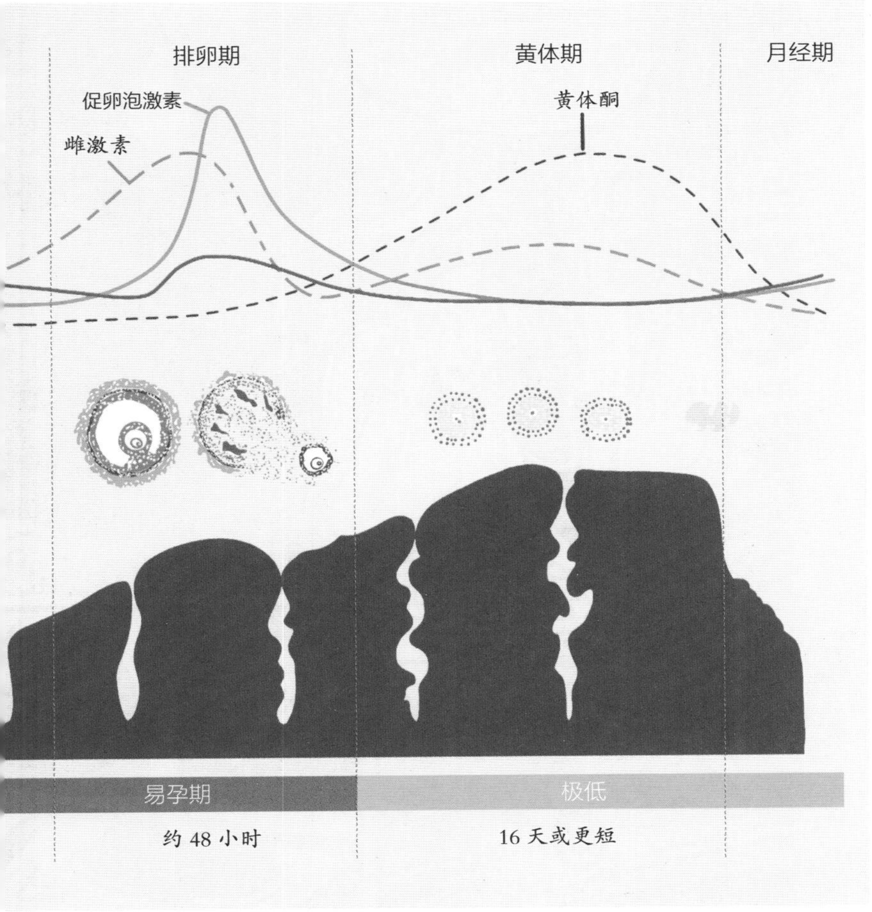

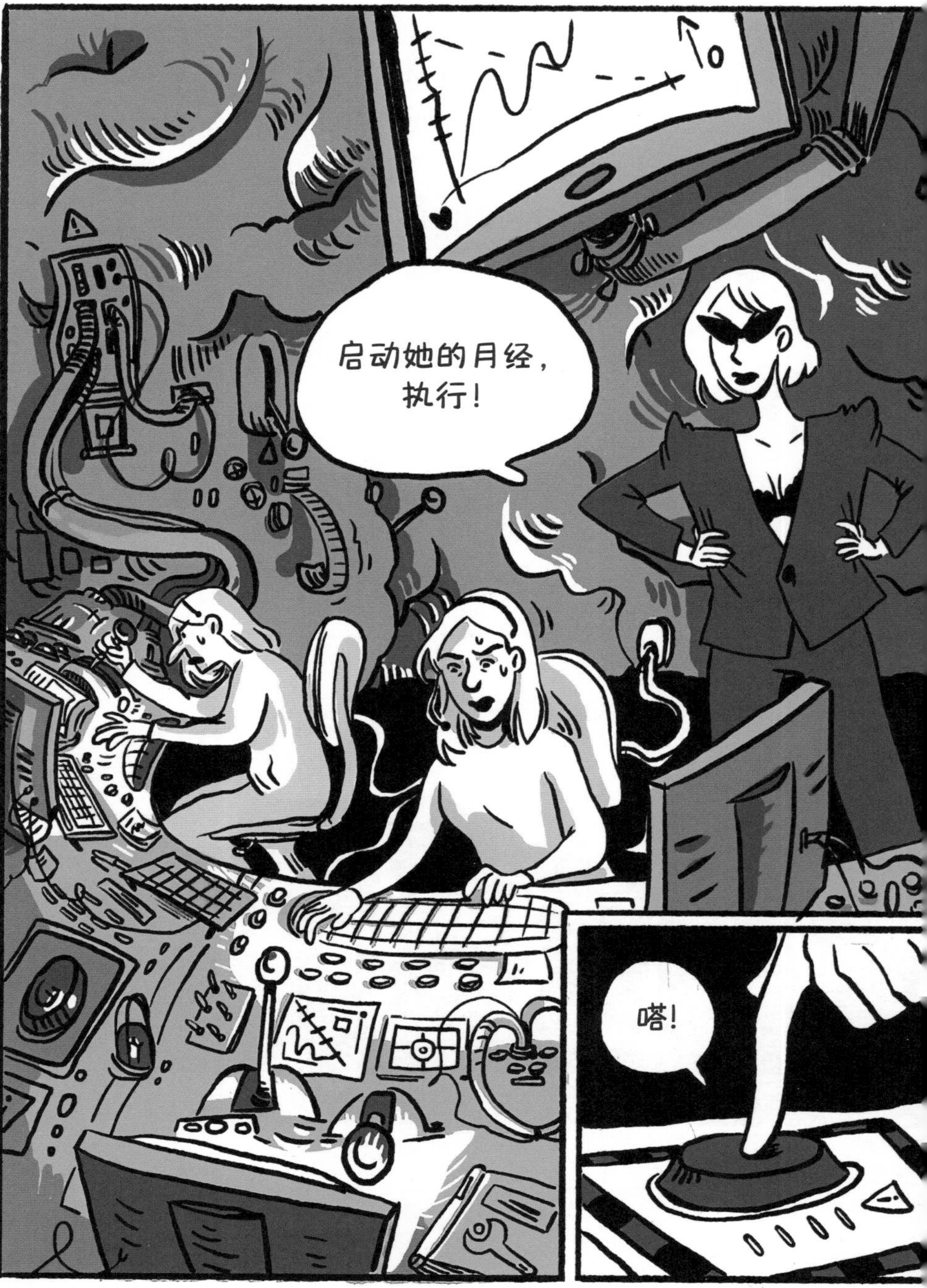
启动她的月经，执行！
嗒！

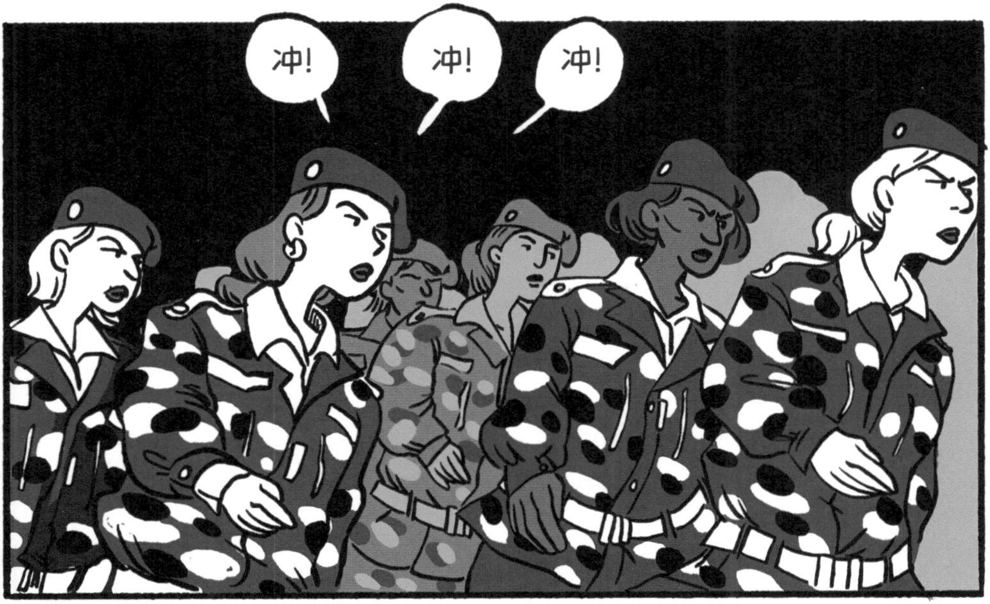
冲!
冲!
冲!

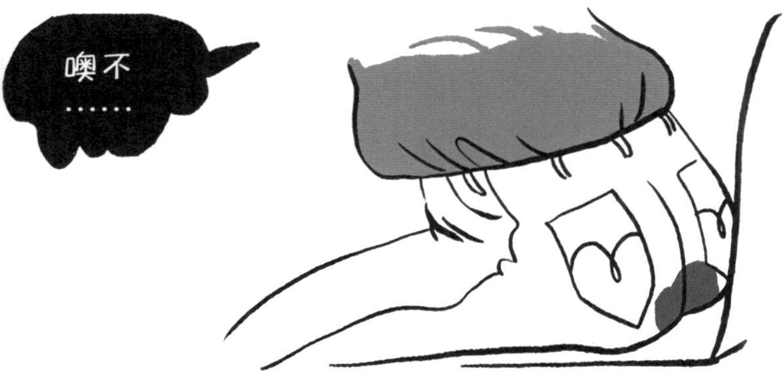
噢不……

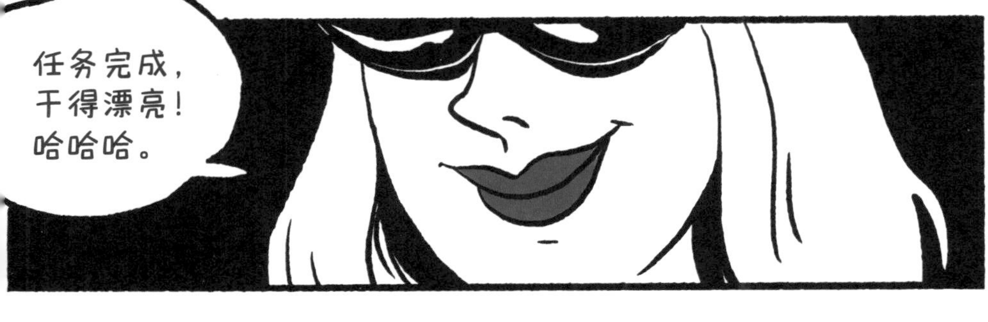
任务完成，干得漂亮！哈哈哈。

非经期出血

月经期是一个完整月经周期中的最后一个阶段：

- 排卵已经完成；
- 黄体期本身即为排卵期的结果；
- 黄体期以未受精而结束。

当你服用激素避孕药时，雌激素、孕激素甚至睾酮都不再遵循前文提到的模式。服用某些药物，在 60% 的情况下会排卵（详见第 8 章），但合成激素随后取代了天然激素，并不是周期性模式，所以就不能再按照正常月经周期的四个阶段来描述了。

如果使用激素避孕药，比如口服避孕丸，就不是经期出血，而是撤退性出血。这意味着我们出血是因为体内暂时缺乏合成激素：一般发生在服用两包药之间的一周时间内，或服用最后四片“安慰剂”（不含激素或活性成分的药片）期间。

在避孕情况外，非经期出血也可能发生在月经周期的其他阶段。有两种类型的出血：

——轻微的、浅棕色的出血，我们称之为“血斑”（见第 13 章），经常与缺乏孕酮有关；

——较多的、新鲜的出血，甚至可能看起来像真正的月经，但如果这种出血不是在排卵后发生的（确实可能会有这种情况），则被称为“经间期出血”，也是当前月经周期的一部分。我们稍后再来讨论这个问题。

但另一些情况则需要紧急就诊，尤其是当非经期出血伴有以下情况时：

- 发烧；
- 感觉不适；
- 异常出血；
- 怀孕风险。

这有可能是宫外孕，甚至是纤维瘤。

一个数学问题

在怀孕问题上，必须区分易孕期和排卵期。在易孕期发生性行为可能会导致受孕，但不一定是在排卵当天。这个小细节可能会让女性或夫妇在确定受孕日期时感到困惑，因为妇科医生给出的日期与性生活日期或推算的排卵日不一致；更不用说在计算怀孕周数（孕周）时，妇科医生通常会直接在末次月经的基础上加上14天。然而，我们刚刚看到排卵完全可以发生在月经周期的另一个时刻！这很烦人，因为预产期取决于怀孕周数。

4

什么
是月经?

Qu'est-ce
que les règles ?

事实上月经就是血。尽管成分没什么差异，但是不同的人，甚至同一个人的不同周期，经血的构成并不完全相同。下面我们用月经概念的提纲来阐明这些差异的原因。

经血是由什么组成的?

- 水；
- 死亡的子宫内膜细胞；
- 红细胞；
- 子宫颈和阴道的分泌物，量的多少取决于女性的激素状况；
- 阴道絮状细菌和酵母菌；
- 营养物质；
- 干细胞（称为月经干细胞，是科学研究的主题，特别是与I型糖尿病、卵巢癌、子宫内膜异位症、肺和皮肤病变以及中风预防相关的研究）。

月经小结

颜色

●浅红色 / 粉色	血液被宫颈黏液稀释。这种颜色可能在月经血斑期间或月经末期流量较小时出现，这是由于缺乏雌激素。
●鲜红色	完美的颜色！它表明激素和阴道平衡良好。
●橙色	橙色经血同样可能与阴道分泌物稀释有关，有时则是阴道感染的征兆——同时出现其他症状（瘙痒、烧灼感、异味、发烧）。
●棕色	因流动缓慢而被氧化的血液会呈现棕色，一般与缺乏黄体酮有关。在月经开始和结束时尤其常见。
●深红色、黑色	可能是雌激素过多，但有时也是纤维瘤或子宫内膜异位症的征兆。这两种病症与雌激素过多有关。
●灰色	这种颜色一般是因为细菌感染。如出现此情况有必要咨询医疗保健专业人士。

流量

●较少： 总流量少于 30 毫升	它可能表明雌激素缺乏或排卵提前（这通常是短周期的情况）。
●●正常： 总流量在 30—50 毫升之间	比较理想的月经流量。
●●●较多： 总流量在 50 至 70 毫升之间	这种流量很常见，表明雌激素过多或排卵较晚。伴随这种较大流量的症状是经前综合征、痤疮、大量宫颈黏液、乳房胀痛等。 也可能说明体内缺铁。
●●●●过多： 总流量超过 70 毫升	当月经流量大到需要每 2 小时更换一次卫生巾就需要重视了，因为这可能是纤维瘤或子宫内膜异位症的征兆。 如果出现这种不正常的情况，应考虑尽快就医。

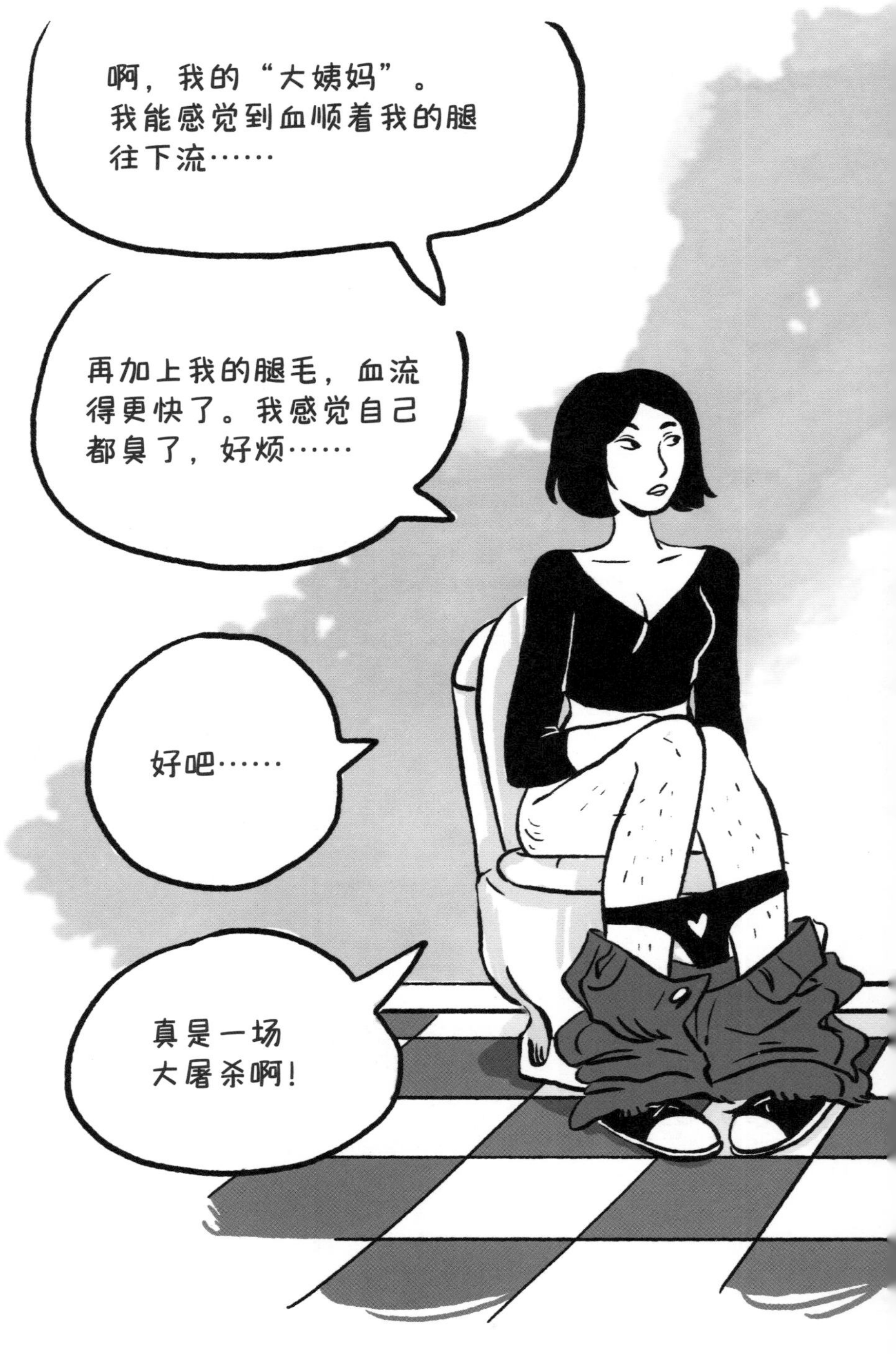
啊，我的“大姨妈”。我能感觉到血顺着我的腿往下流……
再加上我的腿毛，血流得更快了。我感觉自己都臭了，好烦……
好吧……
真是一场大屠杀啊！

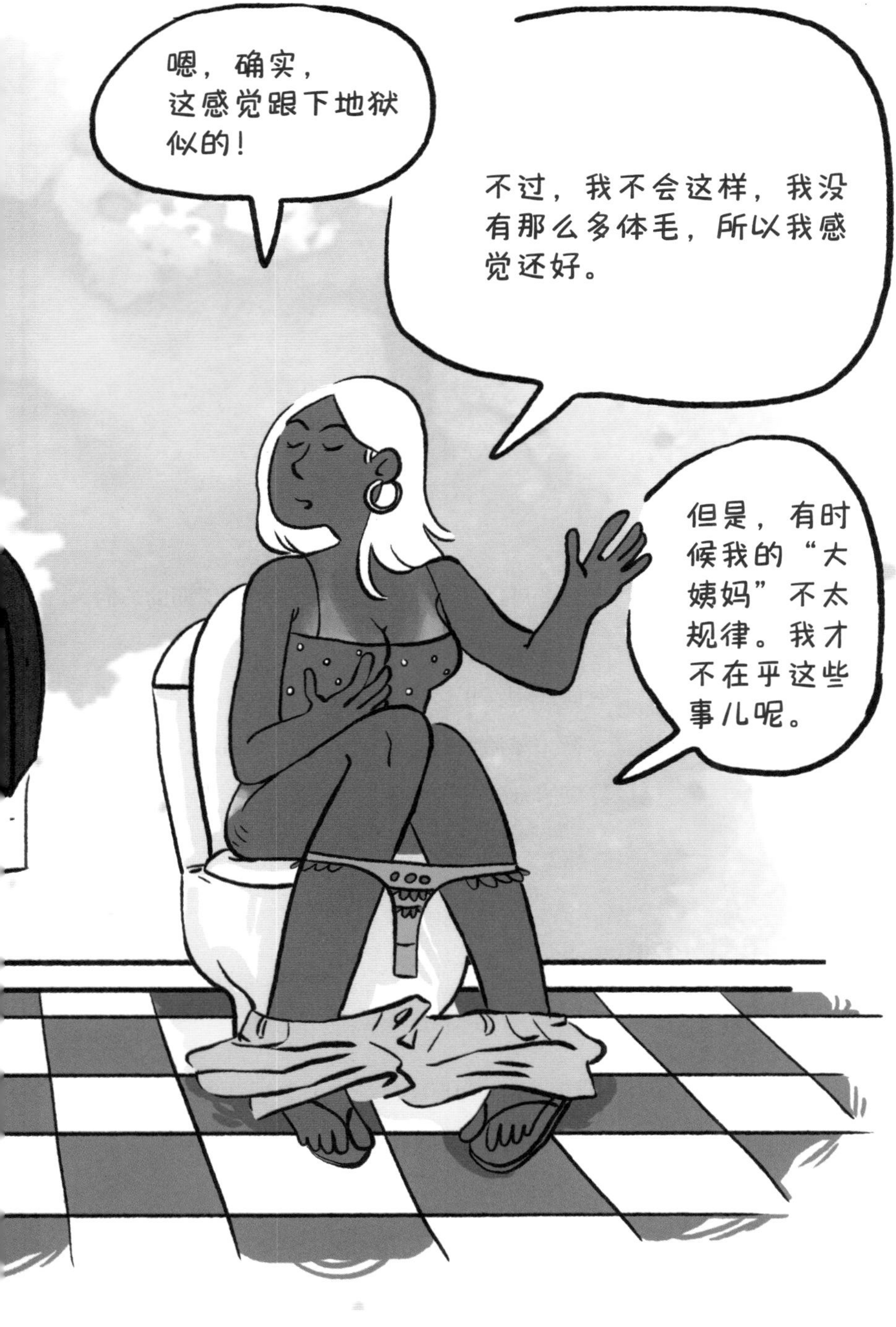
嗯，确实，这感觉跟下地狱似的！
不过，我不会这样，我没有那么多体毛，所以我感觉还好。
但是，有时候我的“大姨妈”不太规律。我才不在乎这些事儿呢。

有时我们会觉得自己血如泉涌，但其实每个月经周期的失血总量平均只有三到四汤匙（是的，只有！）。然而，如果发生大出血，总量可能会接近 12 汤匙（即多达 150 毫升）。

海厄姆（Higham）分数用于测定月经流量。这是一个表格，可以记录每次经期使用的卫生巾或卫生棉条的数量（及浸湿程度），以及排出的血凝块数量。

持续出血时间

在 2 到 7 天之间，它与月经的流量、颜色以及月经周期的总时间有关。

虽然出血的持续时间并不真正影响生育能力，但对月经的概述有助于我们了解激素平衡（雌激素过多或缺乏，黄体酮缺乏）的问题，从而知道如何以健康的方式改善经前综合征或乳房胀痛。

黏稠度或质地

每次月经虽然相似却又不完全相同！经血的黏稠度通常有很大的差异，尤其是在使用卫生巾或月经杯时。我们应该怎么判断?

黏稠，有弹性	有黏稠的宫颈黏液，通常存在于短周期内。
流体	根据经验，这属于平衡性良好的黏稠度。
稠厚	子宫内膜在雌激素的影响下变厚。雌激素越多，月经就越稠厚。
血凝块	当月经量非常大时，子宫可以降低其流动性以减少大量出血。经血也可能凝结成块，例如在夜间。 当你醒来的时候，就会看到这些血块。
块状物	这是身体激素运转正常的表现，说明子宫内膜的质量很高。有时我们会看到块状的子宫内膜，只要不是伴有疼痛或不适，就完全正常。

pH

月经血的 pH 接近 6.5，略偏酸性。这是因为经血与阴道分泌物混合在一起，而阴道分泌物的 pH 在黄体期酸性更高（3.9）。如果阴道菌群不平衡（特别是在有真菌感染的情况下），或受女性的饮食影响，经血的酸性会稍强。这可能会导致可清洗的经期护理用品（如经期内裤）出现橙红色的污渍，因为酸性血液往往会导致可清洗的经期护理用品褪色。

气味

无论你认为它是纯的还是不纯的，经血都有一种特有的气味，它与受伤时观察到的血液略有不同。另一方面，如果经血气味突然改变，或者真的很难闻，最好检查一下是否有细菌感染。

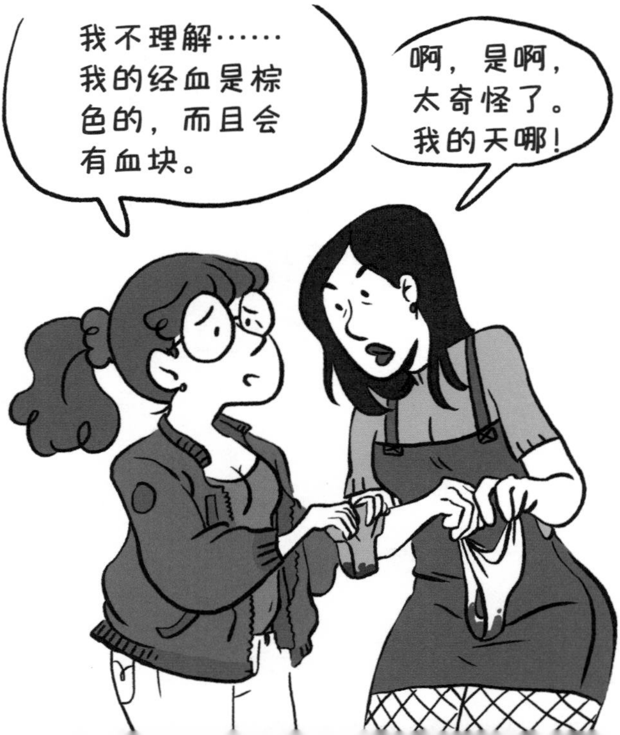
我不理解……我的经血是棕色的，而且会有血块。
啊，是啊，太奇怪了。我的天哪！

阴道拭子和涂片有什么区别？

为了检测阴道菌群不平衡、细菌感染或真菌感染的问题，需要进行阴道拭子检查，用一个大棉球从阴道收集细胞。全科医生、助产士和妇科医生均可开具取样单或直接进行取样。你也可以自己取样，取样单上甚至会注明“自取样”。

不要混淆阴道拭子检测和阴道涂片检查。后者一般指提取宫颈细胞样本以检测宫颈癌，通常与人类乳头瘤病毒（HPV）有关。建议从 25 岁开始进行 HPV 筛查，然后每三年进行一次（如果你已经确诊感染，需要提高检测频率）。

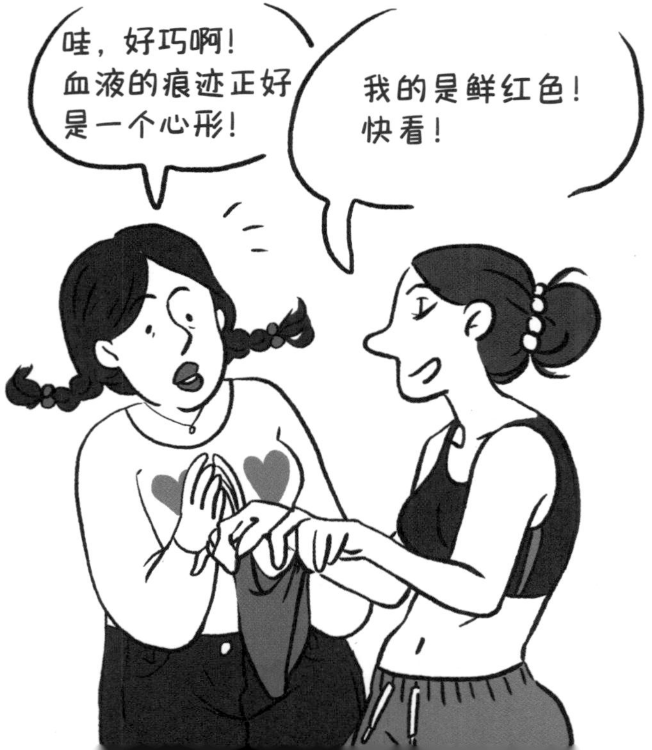

哇，好巧啊！血液的痕迹正好是一个心形！
我的是鲜红色！快看！

5

如何
愉快地度过
经期的每一天？

Comment
vivre ses règles avec joie
au quotidien ?

“你来月经了？还是怎么了？”隐蔽的、不被爱的、受苦的、沉默的、被歧视的、被拒绝的……而往往通过科学棱镜，我们才能更好地接受月经。那么，女人和男人是不是没有其他什么区别，只不过比他们每个月多流一次血？

月经，生产主义的版本

我们很难接受月经，是否因为社会没有给月经应有的地位？

来月经就是被贴上了“过度情绪化”的标签，整个人任由激素摆布。矛盾的是，除了女性的三重身份（个人、职业、家庭身份）以及依然高度不平等的精神压力和日常杂务的分担，还有各种怪诞的要求：

- “你应该多笑笑”；
- “你不应该那样说话，看起来像个卡车司机。这从一个女人嘴里说出来可不好听”；
- “我们的客户希望你打理好自己的仪容仪表”；
- 当然，还有臭名昭著的“如果你不想惹麻烦，就不应该穿成这样出去”。

简而言之，女性需要始终保持一致。每天都有同样的心情，准备为这个从未停止过生产、再生产、继续生产的社会服务。无论在夏天还是冬天，无论在排卵期还是在月经期。

但是月经也意味着我们以一种或多或少有些微妙的方式感受到激素对身体的影响：

- 消化系统；
- 免疫系统；
- 神经递质（幸福和快乐的激素）；
- 大脑的某些区域（特别是与语言交流有关的区域）；
- 我们对潜在性伴侣的选择。

不过不要误会，虽然处于排卵期的女性确实更善于口头交流，但这并不意味着她在其他三个阶段就是白痴。更重要的是，月经周期并不是影响我们幸福感、情商或社会关系质量的唯一因素。

作为一个女人，无论你是在工作还是在照顾家庭——事实往往是两者同时进行，通常意味着要把自己放在所有人之后。

因此，为了避免月经不规律，出现了避孕药。

痛经？那就有止痛药。

那么生育能力呢？

“我们不了解，不过我们推荐你去咨询一下辅助生殖医疗机构。”

然而，仍然存在着许多误解、不平等，有时甚至是痛苦。

虽然不是所有的女性都把月经期当作一种生理缺陷（真庆幸她们没有！），但我想对其他人说一些在医生的手术室里很少听到的事情：不，这些疼痛、不适和激素异常并不正常。更重要的是，避孕药和药物治疗并不是唯一的解决办法——或者至少不应该是最优解。其实完全可以跟月经握手言和，并且让她成为你的日常盟友。当我们跳出社会禁令时，这种源自内心的对自我的诚实就会像一个日复一日指导我们的教练，让我们获得自由。敢于说出我们的真实感受，大家站在一起，这是多么美好的事情啊！而且这可能会激励所有的女性！同时，为了提高月经健康，让我们看看每天可以做些什么，以及还需进行哪些战斗。

月经假

我们谈论的是休假，并不是说要去度假。月经假是指在月经期因疲劳、疼痛或昏厥而请假休息，或者申请远程工作。在一些人看来，月经假可能很牵强（社交网络上的一些男性会说：“为什么不请假去勃起呢？”）。然而，这将使 35% 至 50% 患有痛经的妇女能够改善其生活质量。

到 2021 年，只有五个国家和地区实行了这一规定。

日本的月经假于 1947 年生效，以应对当时女工中大量流产的现象。但是 70 年过去了，只有不到 0.1% 的女性请月经假。她们中的大多数人不愿意给同事带来负担，只吃一片止痛药了事。同时，向领导提出月经假的羞耻感也往往会成为休月经假的障碍。

中国台湾地区的女性，自 2013 年起每年有三天额外的带薪假期专门用于月经期。这似乎是一个好的开始，但事实是，一些公司为了不多花一分钱而削减女性员工的工资。

印度尼西亚有月经假，但在实践中仍难以适用。除了需要得到雇主的同意，女性员工还必须接受系统的医疗检查，以证明她们确实在经期。这令女性很痛苦，在这两天假期内她们领不到一分钱，况且这还是对妇女的一种侮辱。

韩国为女性提供月经假，女性员工也愿意休这一天假。与印度尼西亚一样，妇女的月经假也是无薪的。

赞比亚女性每月可以休三天月经假，但它在当地叫“母亲节”，因为这里有关性和月经的禁忌仍然十分严重。这项措施于2015年出台，但似乎受到了该国男性和女性的广泛批评，他们认为这样做有些过头了。

另外还有几家公司为有月经的员工单独提供月经假，无论他们是顺性别（性别与出生时一致的人）还是跨性别（例如，出生时性别为女性的男性）：

- 印度一家送餐公司正在提供每年10天的带薪月经假。在一个月经禁忌仍然非常强烈的国家，这或许是取得突破的开始；
- 英国一个主要由女性组成的社区项目，自2016年起允许经期休假和远程工作。

在意大利，一项支持月经假的法案被议会否决。当局认为这项措施具有歧视性，担心女性在应聘时会被区别对待。我们仍然希望在未来几年内，月经假能够在欧洲得到广泛讨论，但也希望月经假的出台不会再次损害女性的权益。

最后，经期假的由来其实是一项观察：女性在经期有放慢速度的生理需求，不管是身体上的疲劳还是精神上的。你可能会因此旷工（不去工作），或者坚持出勤（在身体或精神上不适的情况下仍去工作），在痛经十分严重时这一点就显得更加真实了。这就是说，没有任何命令要求你必须在经期休息！在经期感觉良好的人可以完全自由地从事她们想做的活动。

奥运冠军和应有的休息

许多顶级女运动员都不来月经了（闭经），这是一个相当普遍的现象。这有几个原因：

- 让我们设想一下，身体每天的能量储备是有限的：如果这种能量忙于向肌肉输送更多的血液、营养物质和氧气，那么剩下的能量就比较少，无法为月经周期提供燃料。
- 女运动员有时需要保持的饮食（特别是在比赛前，根据她们的运动项目，出于体重、体形外观或身体轻盈的考虑）剥夺了身体必要的营养，并加剧了闭经的情况。
- 最后，长期的体育活动会在体内形成一种压力：事实上，在短短几分钟的体育活动后，都会分泌同样的激素（皮质醇、肾上腺素）。如果这些激素在血液中长期保持较高水平，脑垂体就会认为妇女生活在一个恶劣的环境中，于是排卵被终止，月经消失。

受这种类型闭经影响的高水平运动员中有一半会服用避孕药来

“调节”自己的月经周期，但其实这只是一种出血印象，因为服用避孕药时并不会有真正的月经周期（详见第 8 章）。

但是有些运动员仍然有自然周期，她们即使在比赛中也不会被月经困扰。虽然这似乎相当罕见，但有些运动员确实会在经期表现更好！

然而，70% 的女运动员都不了解自己的生理周期对运动表现的影响。月经禁忌在体育界长期存在，但也有少数人取得了新的突破。

我们可能还记得 2016 年的里约奥运会，中国游泳运动员傅园慧“只”获得第四名。在电视直播中，她说她感到比平时更累一些，因为她前一天刚来月经。

法国柔道运动员和奥运冠军克拉丽斯 - 阿贝格努致力于打破体育界的月经禁忌。她正在与法国的一个月经裤品牌合作。

美国女子足球队连续数年蝉联世界冠军。她们的教练会考虑每个球员的月经周期来设计特殊训练，以此促进每个球员的进步：

1. 在月经周期的前半段（从月经期到排卵期），雌激素提升了韧带的松弛度（关节间组织灵活性过高），因此有受伤的风险，比较理想的做法是通过更多的肌肉强化训练来弥补。在排卵期前后肌肉训练也会更轻松。

2. 在周期的后半段（排卵后），运动表现和好胜心可能因激素变化而略有减弱（雌激素和睾酮水平下降，然后分泌孕酮）。

3. 使用一个为女运动员设计的应用程序，23 名球员能够跟踪了解自己的月经周期如何运作。

法国足球界也不甘示弱！圣埃蒂安女子足球队也接受了根据每个球员的月经周期进行的优化训练，这归功于体能教练皮埃尔－迪格·伊戈宁（Pierre-Hugues Igonin）。

在经期做什么运动比较合适？

即使你不太喜欢运动（尤其是在经期），有一个事实是不可否认的：适当的体育锻炼有助于改善骨盆的血液循环，有助于减缓经痛。而适度的、循序渐进的体育活动有助于放松身体，提升免疫系统和消化系统能力。

月经期间身体比较敏感，温和的运动尤其有益：

- 在森林中放松地散步。
- 普拉提。
- 躺在床上，抬起膝盖，双脚分开，与骨盆同宽，做下压式腹肌训练，这是贝尔纳黛特·德·加斯凯大力称赞的一种运动。这种技术以腹式呼吸为基础，在保护会阴部的同时按摩器官。先深吸气，让你的下腹部膨胀起来。然后，当你呼气时，收缩会阴部和腹部肌肉，感觉就像用肚脐去贴近脊柱。屏住呼吸再坚持一秒钟。再次吸气，逐渐放松。
- 1999 年，德国记者、瑜伽老师阿德尔海德·奥利格（Adelheid Ohlig）基于阿维娃·斯泰纳（Aviva Steiner）的体操，开发出露娜瑜伽。根据月经周期练习这种瑜伽和相关舞蹈，可以放松我们的身体，使血流更通畅。除了缓解经期不适，它还能促进女性健康和提高生育能力。

如果你是新手，想从零开始尝试更剧烈一些的运动，可以试着从两次半小时的运动开始，每周两次，避免加重经前综合征、身体疲劳和失眠。然后你可以延长训练的时间并加大强度。记住始终要听从身体的感受。

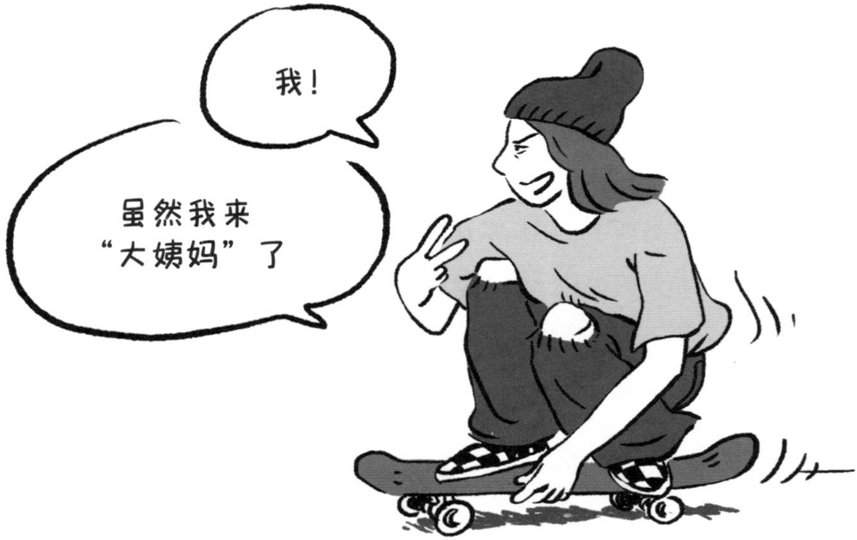
我！
虽然我来
“大姨妈”了

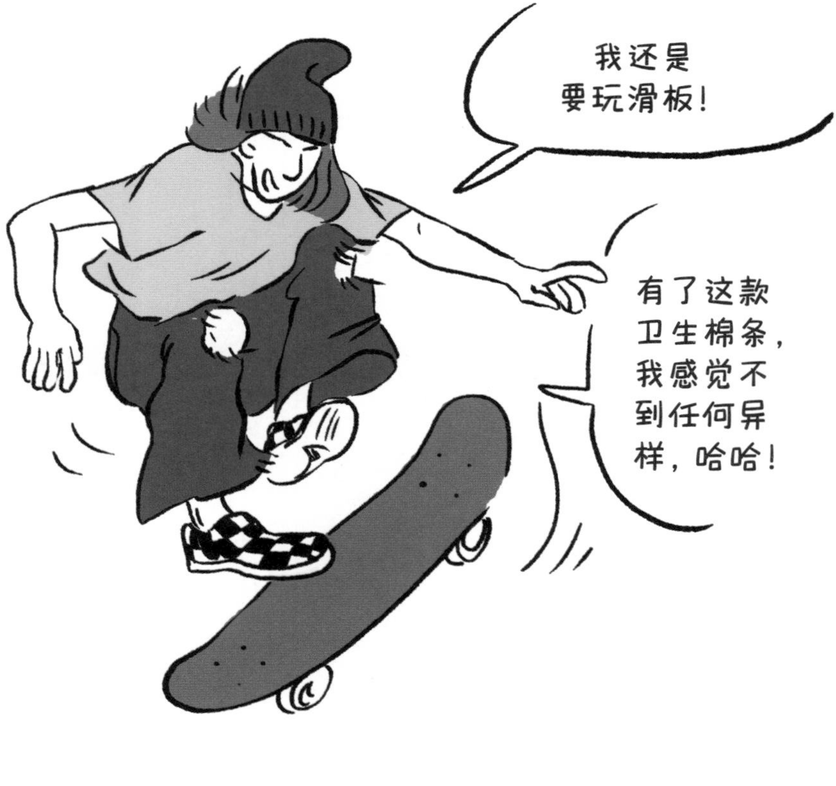
我还是
要玩滑板！
有了这款
卫生棉条，
我感觉不
到任何异
样，哈哈！

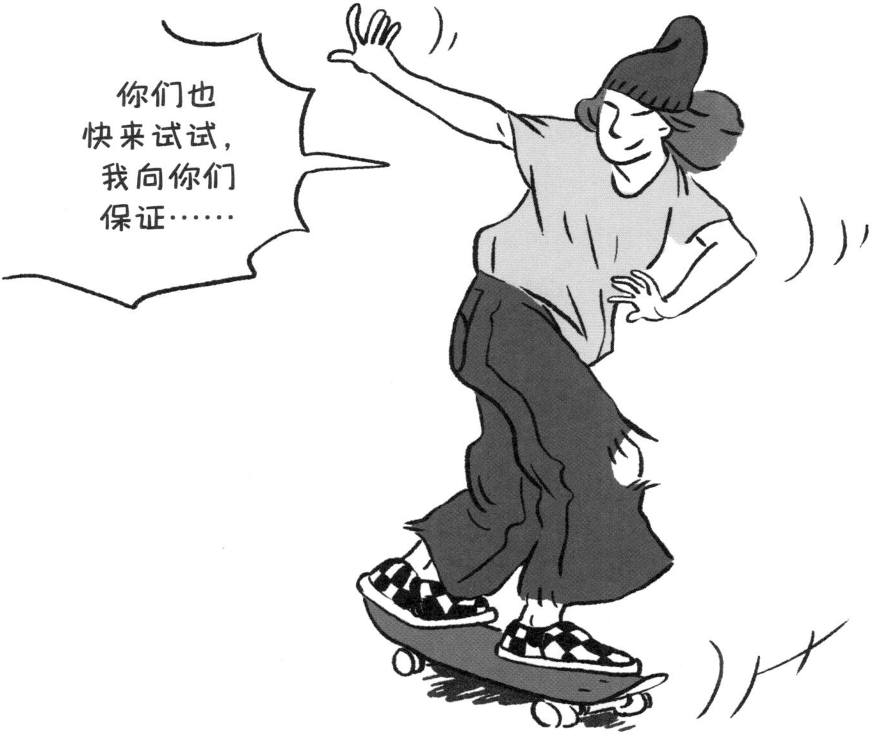
你们也
快来试试，
我向你们
保证……

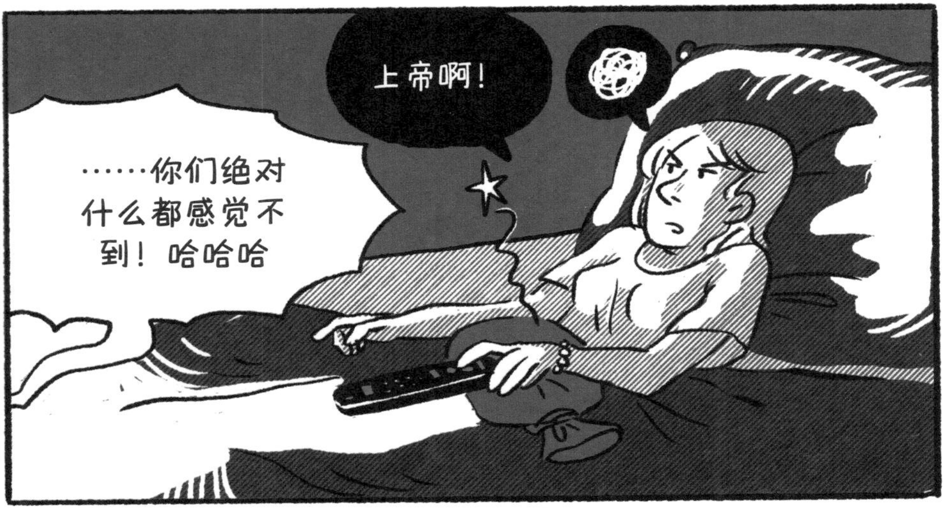
上帝啊！
……你们绝对
什么都感觉不
到！哈哈哈

一些可以尝试的瑜伽体式

理想情况下，你应该和瑜伽老师一起上课，避免在课程中受伤或姿势不协调。和露娜瑜伽一样适应女性需求的荷尔蒙瑜伽课程（也被称为“女性瑜伽”）越来越丰富——无论是线下课还是视频。

花环式

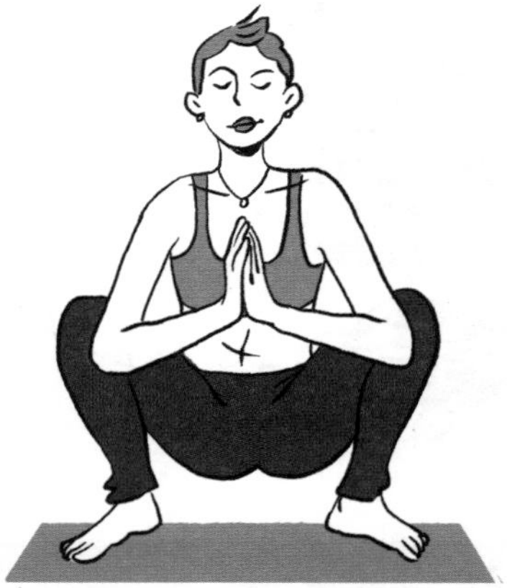

动作要领

蹲下，保持背部挺直，双脚牢牢地踩在地上。

双手放于胸前，将肘部放在膝盖上，伸展背部。

锻炼效果

打开臀部，恢复会阴部活力。这个姿势还可以缓解腿部沉重和消化问题（腹胀、便秘）。

蝴蝶式

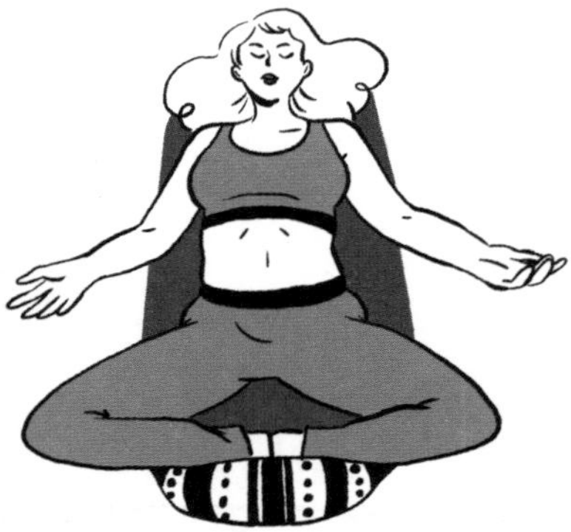

动作要领

仰卧，双臂打开放于身体两侧。

脚底并拢，膝盖向外打开。

加上一些想象：你可以想象一股美丽的彩色能量流过会阴、子宫和卵巢。

锻炼效果

为生殖器官带来新鲜血液，缓解消化系统问题，有助于提高生育能力，放松身体和心灵。

卧扭转放松式

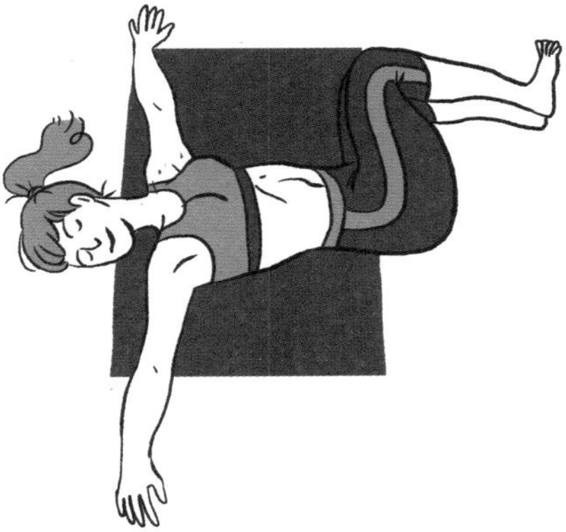

动作要领

仰卧，伸展脊柱，双臂张开。

伸展颈部后侧,将下巴略微向胸部靠拢，同时沉肩。呼气时，将膝盖抬向胸部，然后吸气。在下一次呼气时，将膝盖下移至身体一侧，并看向另一侧。

反方向重复此动作。

锻炼效果

按摩腹部器官，缓解背部紧张，帮助排出毒素。

婴儿式

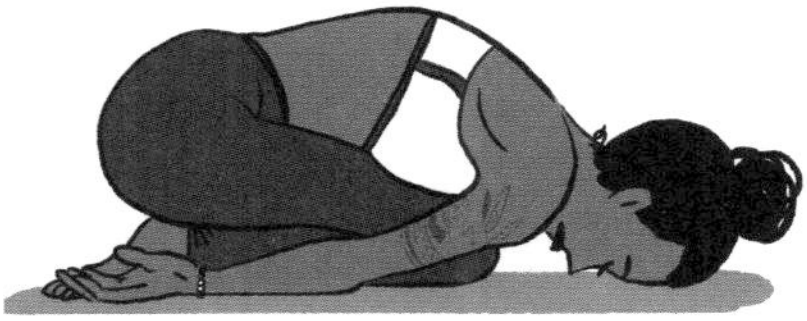

动作要领

跪立于地面，双膝并拢，臀部抵住脚跟。吸气时，借助双手，将身体拉长贴在大腿上。

伸展脊柱，手臂沿腿部伸展。前额点地，通过呼吸缓解紧张感。你可能会感觉到在“用背部呼吸”。

锻炼效果

舒缓心灵，缓解疲劳与烦躁。

缓解经期疼痛和背部紧绷。

内在的节奏，神圣的节奏

通过分析心理学[①]来解释月经周期是一种很有趣的方式。我们可以看到原型概念，即被集体无意识和所有文化所理解的先验图像、数字或符号。因为月经周期中的激素水平会在四个阶段影响我们的健康（感觉良好的激素、感知到的活力、与异性或同性交往的欲望等），所以我们在同一个月经周期的不同阶段经历几种原型是合乎逻辑的。我们甚至可以把周期四阶段中的每一个阶段与一个特定的女性原型联系起来，正如 1994 年替代疗法教师米兰达·格雷在她的第一本书《红月亮：女性周期的力量》中所写的那样。

① 分析心理学是由与弗洛伊德同时代的卡尔·荣格发展起来的，但他的想法不同。例如，荣格将心灵分为意识、个人潜意识和集体潜意识，而弗洛伊德则谈到意识、前意识和潜意识。此外，荣格不接受俄狄浦斯情结或阉割焦虑，但也不认同力比多定理：他更喜欢谈论"生命冲动"，一个更全面的概念。[阉割焦虑：恋母情结，指男性的一种心理倾向，即无论到什么年纪，总是服从和依恋母亲。力比多（libido），泛指一切身体器官的快感。弗洛伊德认为，力比多是一种本能，是一种力量，是人的心理现象发生的驱动力。弗洛伊德早在 1894 年就开始运用力比多这个术语。力比多定理是指：一个人的力比多（性的欲望）是有限的，如果他 / 她将力比多用在一个人身上，那么用在另一个人身上的分量就会减少。生命冲动：法语 élanvital。柏格森认为，生命冲动是一种不能被科学解释的力量，但它充斥于整个自然界并以无数的形式来表现自己。它推动着自然，进化到新的、不可预见的有机结构形式里；由此而使进化成为一个创造的而不是机械的过程。——译者注]

每个原型都有阴阳能量平衡的视角。但它也有两个阴影，即两个不平衡的版本：

- 第一个阴影是阴气过剩（与接受、湿度、月亮、黑暗和女性相关）；
- 第二个阴影是阳气过剩（与行动、热、光和男性能量有关）。

注意！这不是让你做“我是哪种月经原型”测验，而是观察自己、感受周期的每个阶段与相关原型的关系。通过反问自己阴阳能量的比例，我们可以更好地了解自己、自己与他人以及自己与环境的关系。最后，我们希望通过自己的努力，在整个月经周期中找到自己的平衡。

卵泡期：年轻女孩（女战士）

纯粹的自由的能量，处女（未婚女孩）

它不属于任何东西，也不属于任何人。

阴气阴影：受虐狂

阳气阴影：虐待狂

排卵期：母亲

滋养的能量，提供照顾和庇护的女人，同时保持内心的平衡

阴气阴影：让位者

阳气阴影：暴虐者

黄体期：恋人（娼妓）

创造力和性能量，女巫

无视社会习俗，完全沉浸在自己的欢愉之中

阴气阴影：无助者

阳气阴影：瘾君子

月经期：老妇人（平均值）

直觉和天眼的能量，与生死循环相联结的原始女巫

阴气阴影：不分青红皂白

阳气阴影：超理性

想要探索这些原型，我们可以每天观察自己并问自己几个问题：

- 我正处于周期的哪个阶段？
- 此阶段与哪个原型相关？
- 我对这个原型有何感受？

答案因人而异，没有正误之分，也没必要过于绝对地在某个原型中认识自己。

无论如何，对于一个中年女性来说，母亲的原型是社会上唯一可以忍受的角色："按照传统模式建立家庭，在一个让人充满信心的公司里工作。"毫无疑问，我们有权利不生孩子，也有权利做一个性玩具销售员并且做到事业蓬勃发展！在这里需要注意，基督教的传统与原始女神崇拜的潮流相反，它从字面上将处女和妓女分为

两个不同的形象。不管怎么说，排卵的能量会让我们经历周期的这个阶段。然而，我们在社会中压抑其他原型，也切断了自己体验其他能量的喜悦，特别是月经期的能量——这些能量与内在认知和死亡（另一个禁忌）相关，而人们却很难以特定的方式去感知和体验这种能量。矛盾的是，如果一个年长的妇人表现得像一个年轻女孩、女战士——自由，叛逆，无视社会禁忌，却很容易被社会原谅！

这些问题通常是通过神圣女性来解决的。神圣女性既不是个人发展的思潮，也不是精神之路，但也许同时两者兼具。神圣女性是通往女性新视野的大门——同时通向月经和经血。

不加评判地接受构成我们存在的所有方面，可以建立大多数人都欠缺的模式，帮助我们经受住内心所有的小波浪和大风暴。

打破社会规范可以让我们更好地生活：你不必每天都处于最佳状态（就像说“这是我们的正常状态”似的）。然而，不要被那些自称仁慈的思潮所蒙蔽，觉得经痛是由于缺乏对自己“女性气质”的爱。对我来说，摆脱各方面强加的思想很重要：我们神圣的节奏首先是我们在自己身上、为自己观察到的节奏。我们有权利大声说：“来月经真让人烦！”也可以说：“我来月经我很酷！”

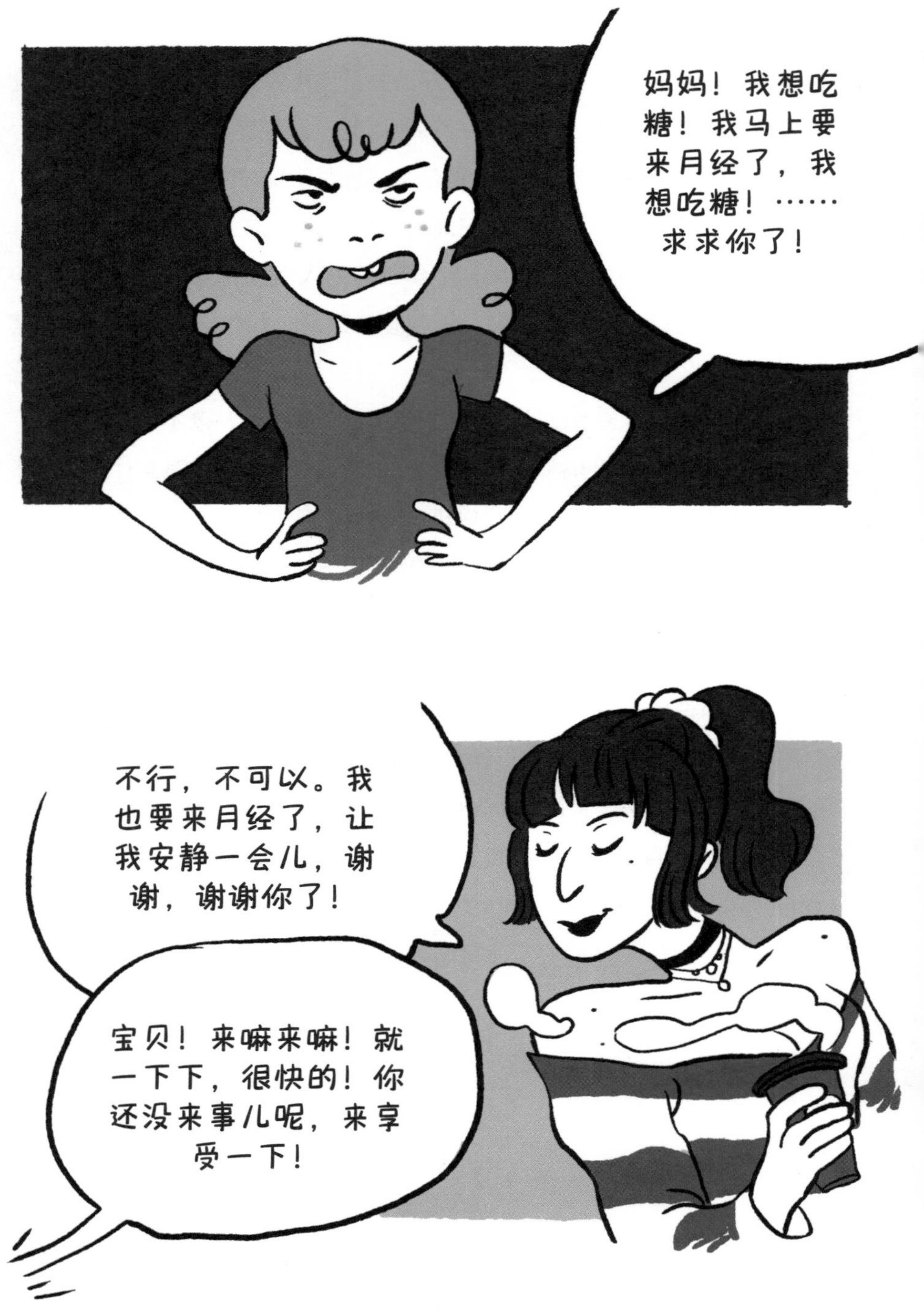
妈妈！我想吃糖！我马上要来月经了，我想吃糖！……求求你了！
不行，不可以。我也要来月经了，让我安静一会儿，谢谢，谢谢你了！
宝贝！来嘛来嘛！就一下下，很快的！你还没来事儿呢，来享受一下！

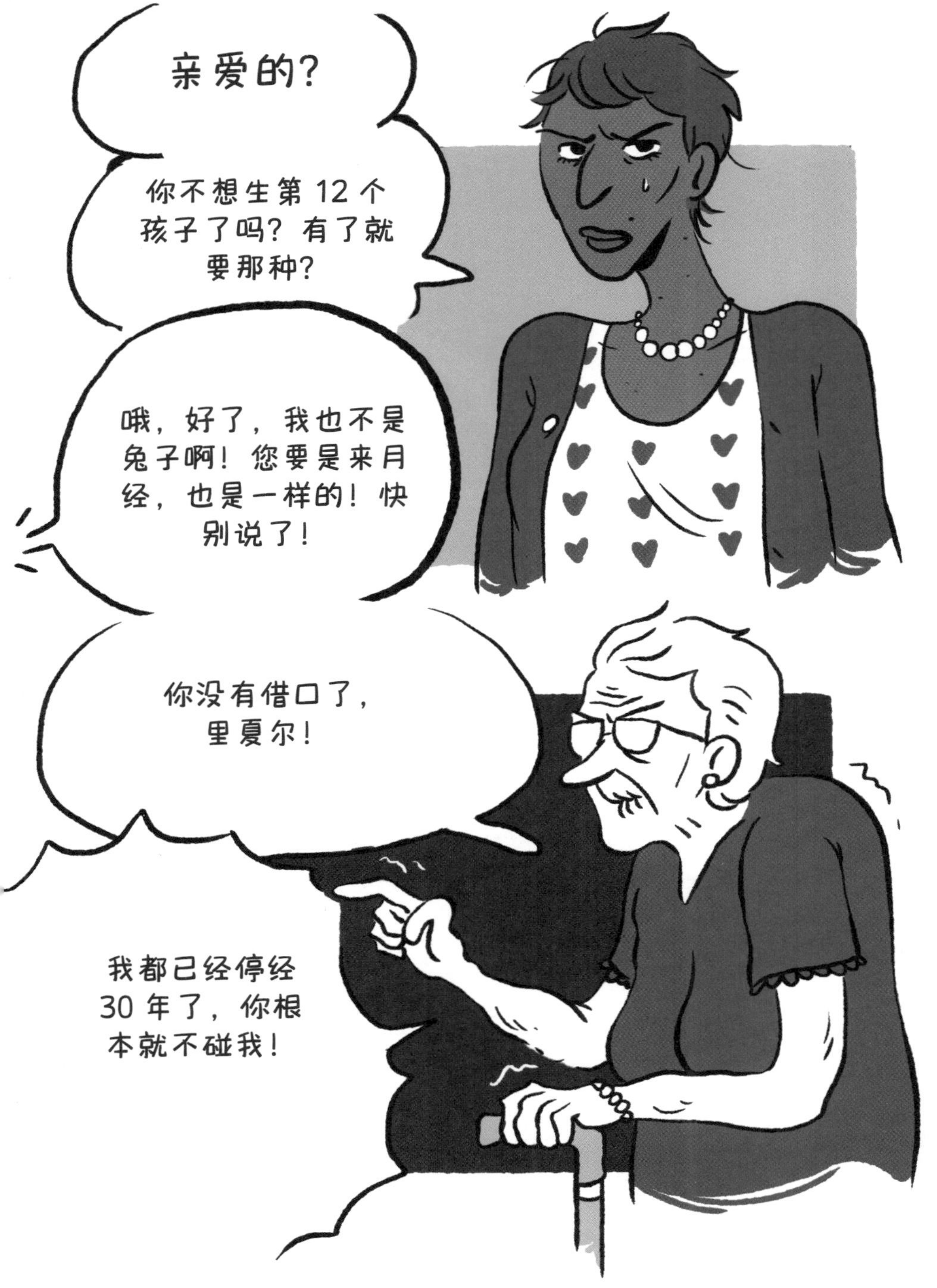
亲爱的？
你不想生第 12 个孩子了吗？有了就要那种？
哦，好了，我也不是兔子啊！您要是来月经，也是一样的！快别说了！
你没有借口了，里夏尔！
我都已经停经 30 年了，你根本就不碰我！

6

如何推算自己的经期？

Comment prévoir et calculer ses règles ?

无论你的经期是温和的还是痛苦的，清楚自己所处的具体阶段一定可以帮到你，比如：

- 更好地理解我们的情绪（或饥饿感）；
- 避免在下次经期时忘记带经期护理用品；
- 准备好进入一段低迷期，备好安抚物和止痛药；
- 备孕！

你可以用纸笔以传统的方式记录经期，或者用手机软件纪录经期。另外，有一件事是可以确定的：月经周期与药量计算无关。

从荻野（Ogino）到罗特泽（Rotzer）

你可能对荻野医生的名字没什么印象，但是对他的日程表避孕法一定不陌生——这是他于 1924 年命名的避孕方法。是的，就是这种方法被用作“自然避孕法”，也因此一些很漂亮的孩子诞生了！不过别误会，这种方法在避孕药和避孕工具出现之后就衰落了（尽管至今仍然有人使用）。碰巧的是，它仍然是我们的手机软件最常用的方法，然后简单地进行统计、平均计算。最好了解这种方法是如何操作的，但不建议照此操作：

1. 在日历中输入月经的第一天来确定排卵和来月经的时间；
2. 在月经第一天的基础上加 14 天来推测排卵日；

3. 再加 14 天，预测下次月经的开始日期。

鉴于月经周期中复杂的激素变化（详见第 3 章），我们现在可以清楚地看到：

- 排卵不一定发生在月经周期的第 14 天；
- 月经周期天数可能有区别；
- 排除怀孕和健康问题，月经周期本身也可能不规律。

撇开日程表避孕法的效果不谈（25% 的人会在使用这种避孕方法的第一年内怀孕），月经晚来几天都会让一个自称“像时钟一样规律”的女人焦虑不安。

然而，我们不必忍受这种“充满艺术感的模糊”，有一些根据生理表征来判断周期的方法还是比较可靠的。某些宗教禁止使用避孕工具，医生们就想出了这些应对办法，且近年来越来越受欢迎，这些方法需要测量体温（体温法）、观察宫颈黏液（比林斯法）或同时记录两者（如症状体温法）。通过症状体温法得出的有关月经周期的信息准确度最高！

症状体温法是由奥地利医生约瑟夫·罗策在 20 世纪 60 年代提出的，他用当时的一些方法推测妻子的易孕期。这种方法在避孕方面的可靠性①在于双重检查，即根据严格的标准观察两项生育指标并将二者相结合：

- 宫颈黏液（分泌雌激素）；

① 科研机构当时只关注“森西普兰”(Sensiplan) 症状体温法的可靠性。约瑟夫·罗策认为，0.5% 的失败率与月经周期开始时的相对不易受孕期有关。

- 基础体温（身体在静息状态下的最低温度，会随着孕激素的分泌而升高）。

想要达到比较好的避孕效果，你需要好好练习这种方法，用合适的体温计，最好有个医生教你如何监测。

症状体温法作为一种可靠度较高的避孕方法也很有趣，因为它可以让你了解自己的身体节律。通过记录日常身体状况以及任何可能扰乱月经周期的情况，很多事情都会变得更加清晰，比如说：

- 有人排卵晚了，即使在特殊情况下，也会在几天内发现。所以她并不担心，并等着她姗姗来迟的“大姨妈”大驾光临。
- 如果压力过大，月经周期也会较短，因为通常下一个周期会受到影响；如果不记下这些事情，就很容易忘记它们，也容易忽视压力和月经周期之间的关联。
- 症状体温法甚至可以记录到其他内分泌失调，如甲状腺功能减退（甲状腺不能分泌足够的激素，导致新陈代谢减慢，特别是出现疲劳、抑郁、体重增加、脱发、便秘等）。

发现自己的节奏：制作“追踪器”

在没有任何避孕压力的情况下，你会更容易观察到日常生活中典型的生育能力迹象（体温、宫颈黏液、宫颈位置），以及更微妙但更珍贵的迹象（精力、情绪、性欲望、皮肤状况、消化情况等）。我想再次强调，这并不是在学习症状体温法或如何通过自然方法避孕。我在本节中提出的仅仅是一种观察自己的方法，一点一点地、平静地对待月经的到来。

第一步是选择方法：

- 一个手机应用程序，不过仅用来记录你的生理现象，关闭预测排卵和月经等功能；
- 自制的生理周期日志（双页），或一个专门的笔记本；
- 一张简单的A4纸和一支铅笔（毕竟最重要的就是能书写！）。

你可以做一个表格或曼陀罗状监测图，记录每天的日期和观察结果。

每个女性的情况不同。重要的是观察自己，注意周期每个阶段的指标是否重复出现。我用以下例子作为说明，但它们只是一般性的，你的身体并不一定完全相同。

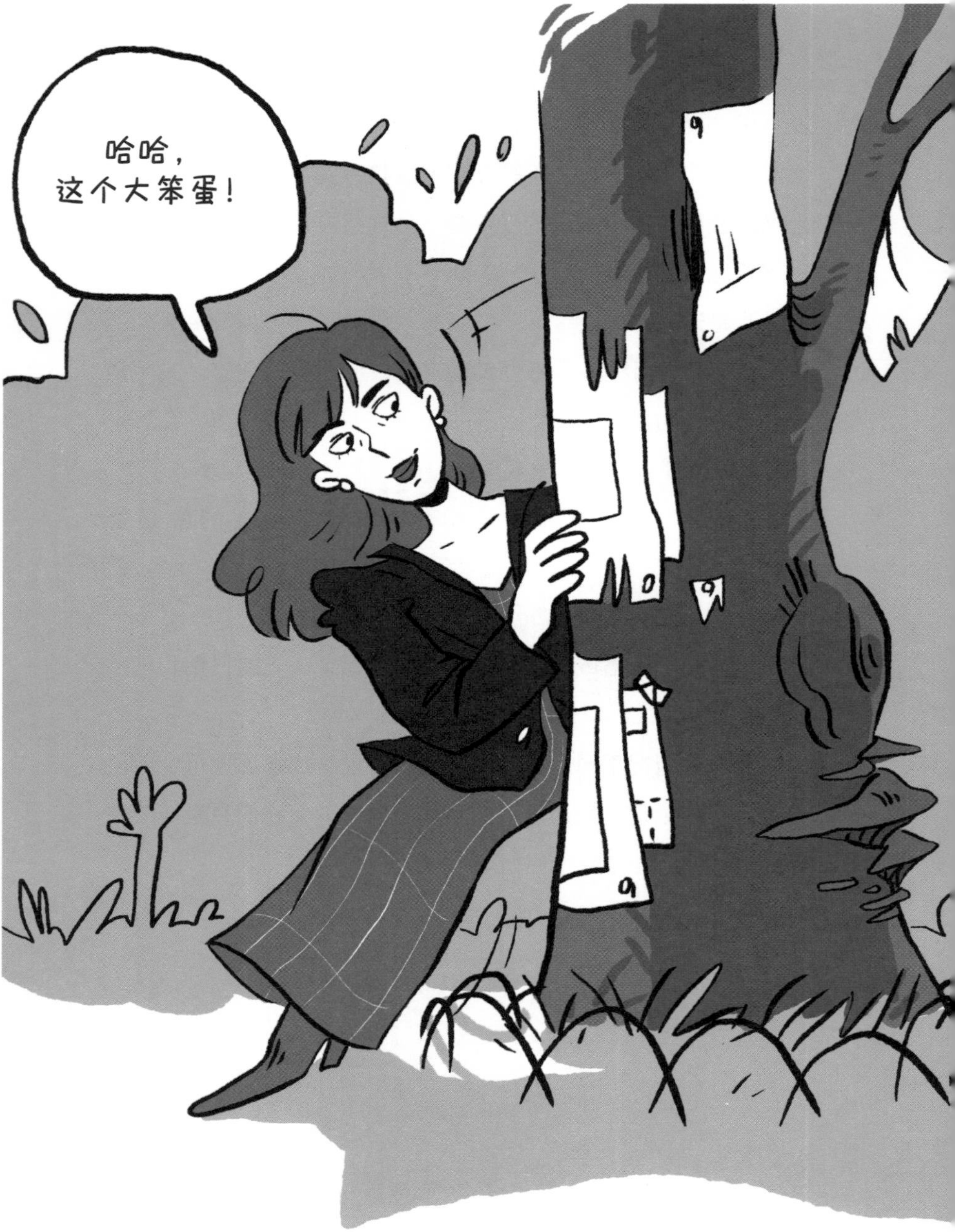
哈哈，
这个大笨蛋！

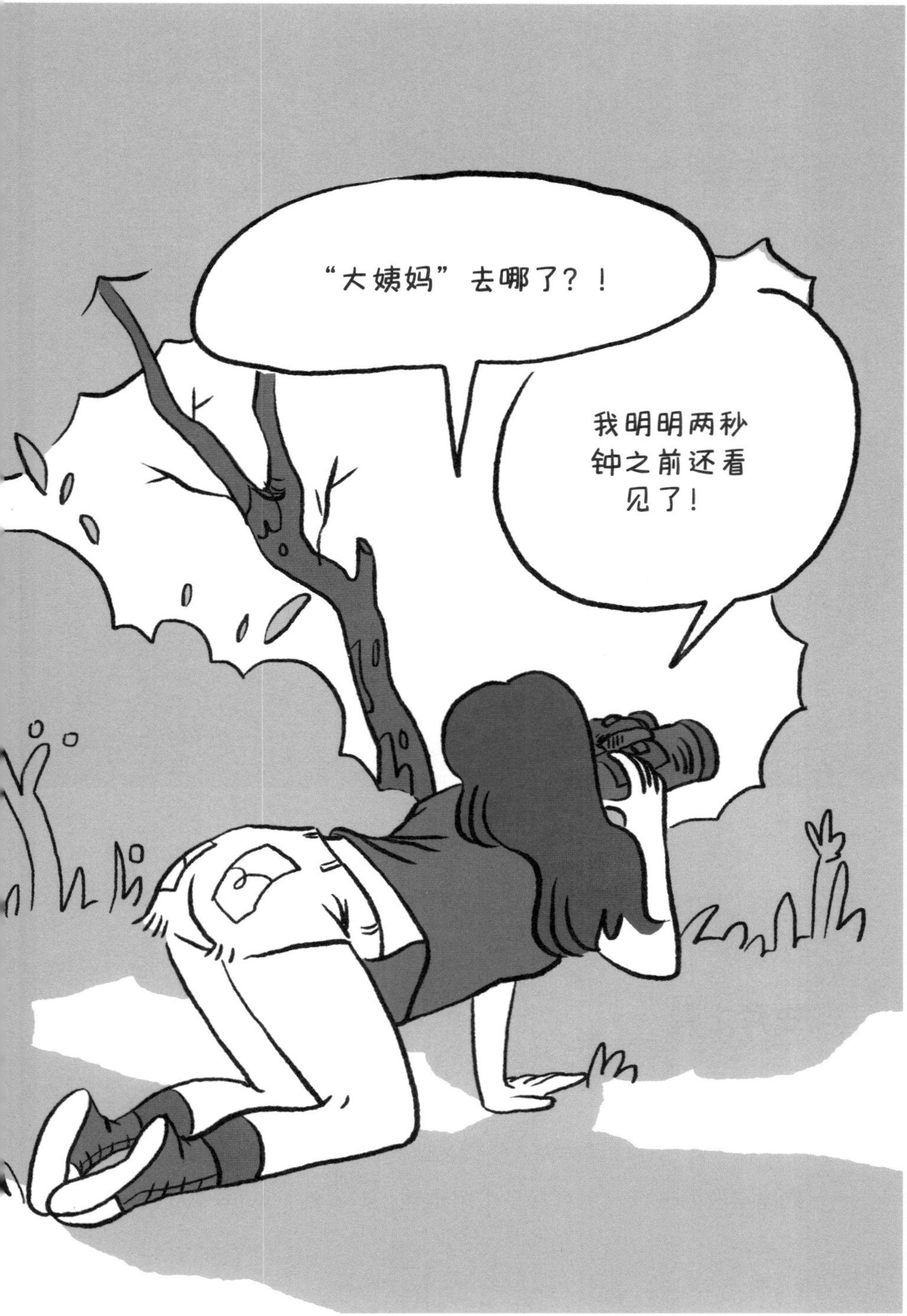
“大姨妈”去哪了？！
我明明两秒钟之前还看见了！

月经周期

	月经期	卵泡期
生理观察指标	出血量； 出血颜色	宫颈黏液（乳白色且有弹性）； 宫颈位置（张开和上升）； 醒来时的体温
代谢、身体观察指标	精力（疲倦、想睡觉）、疼痛、排便不畅等； 睡眠质量； 食欲； 皮肤（炎症、痤疮）	精力（大部分时间感觉精神很好，但仍有身体疲劳和精神不振的感觉）； 可能出现头痛； 皮肤（干燥、发炎）
情绪观察指标	想独处； 直觉增强； 感觉"脏兮兮"	人际关系改善； 随时准备搬起一座大山！

生育之舞

这些舞蹈在法国鲜为人知，在斯洛伐克、乌克兰和匈牙利等东欧国家较为流行。生育舞是由阿维娃·斯泰纳（Aviva Steiner）编

排卵期	黄体期
宫颈黏液（乳白色且有弹性）； 宫颈位置（张开、高、软）； 醒来时的体温	宫颈黏液（块状，不透明）； 宫颈位置（闭合、低、硬）； 感觉（阴道干燥、不适）； 醒来时体温升高
精力（总体精力充沛，甚至有时会激动）； 性欲增强； 皮肤（油腻、痤疮）	精力（疲倦、易怒）； 经前综合征（乳房发胀、食欲大增、容易饿、皮肤油腻、痤疮、腹胀、排便问题等）； 感觉身体沉重和腹胀
情绪起伏较大，之后会稍有改善	创造力； 梦（质量和主题）和直觉；情绪（易怒、抑郁）； 寻求女性的陪伴

创的，她是一名运动健将和理疗师，出生于匈牙利，先后移居巴勒斯坦和以色列。她的方法包括一种受非洲生育舞启发的舞蹈和调动下骨盆的姿势，在生理周期的特定时间重复这些特定的、有节奏的动作，可以引发月经，甚至排卵！

这并不是巫术，而是一种生理现象：在这种活动中，血液的流入激活了血液循环，并引发：

- 更好的组织供氧和营养（进入细胞的血液质量更高）；
- 更好的淋巴清洁（淋巴是一种与我们的免疫系统有关的液体，可排出体内毒素和不良物质。与有平滑肌肉的血管不同，淋巴只通过人体自身的运动进行循环）。

简而言之，这有点像“助推器”效应。事实上，早在避孕药问世之前的20世纪60年代，这种方法就已经得到了世界卫生组织的认可。

生育之舞通过促进排卵和月经，帮助调节生理周期——这就是为什么它们有时被称为“避孕舞”。但是想要观察到具体的效果，需要学习每一个具体的舞蹈动作。然而，身体的智慧是协调统一的：女性生理周期不调和、不规律几乎都因为功能性失调（这些功能性失调并不是因为病变，比如消化问题和内分泌失调）。正如让－米歇尔·莫雷尔（Jean-Michel Morel）医生所说的：“功能性病理需要功能性治疗。”

最后，所有这些练习（阿维娃的方法、生育之舞或最近的女性激素瑜伽）都有一个共同的优点：它们改正了我们在21世纪的不良习惯。由于我们坐得太久（而且经常坐姿很差），由于我们运动不足，由于我们的背部拱起或弯曲幅度过大，由于我们整天走来走去，我们骨盆中的器官经常缺乏活动、营养和氧气。

还有韧带发炎、器官充血，让这些器官重新活动起来可以改善这种状况，减轻大多数月经症状——首先是疼痛。

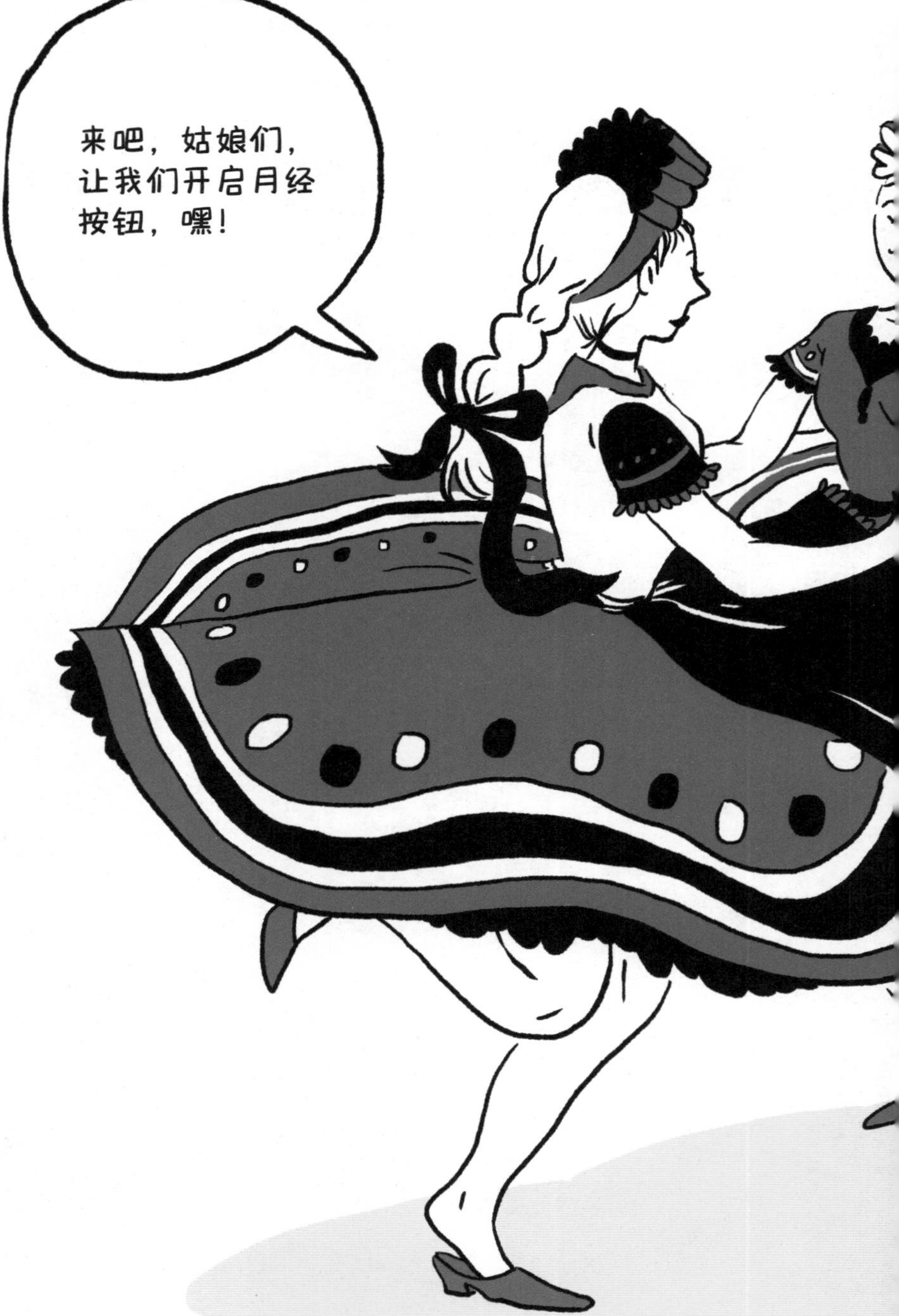
来吧，姑娘们，让我们开启月经按钮，嘿！

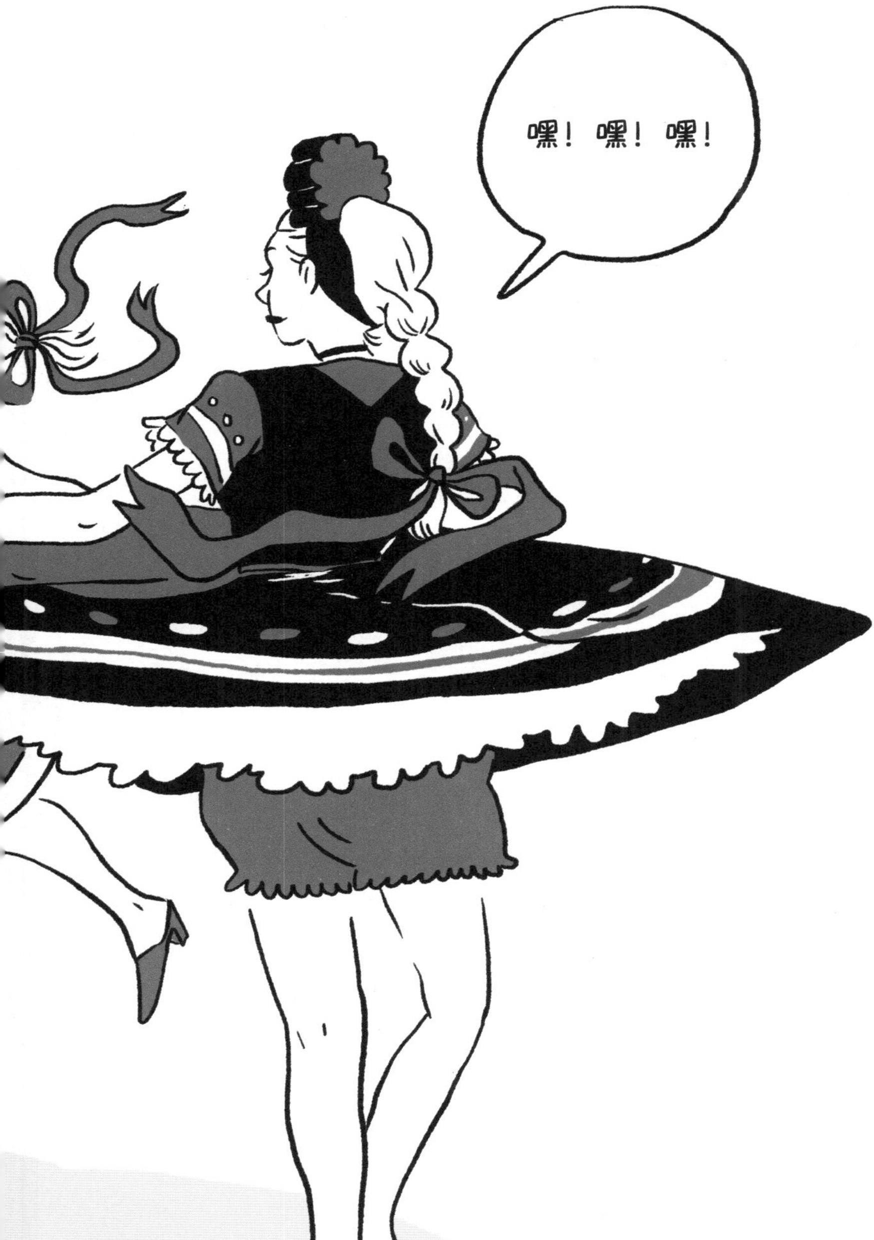
嘿！嘿！嘿！

7

选什么样的经期护理用品？

Quelles protections menstruelles choisir ?

我 13 岁时最难忘的事情之一就是月经初潮——周四晚上放学后乘公共汽车回家，一个人在家时发现自己来月经了。我很幸运，从 9 岁起就知道了有关月经的科学信息。我周围的朋友在我很小的时候就来月经了，因此，月经的到来的确让我感到惊讶，但并没有震惊。不，这段记忆中最让我印象深刻的是，我跑到浴室的经期护理用品柜前，却发现里面……空空如也！尴尬、痛苦、不适一起袭来。

用词的重要性

我刚刚提到了经期护理用品，不是卫生用品。顺便说一下，我们的血是红色的，不是蓝色的。我之所以坚持这一点，是因为我不认为月经是肮脏的，也不认为它应该被避讳。正如我之前提到的，社会对月经的态度和讨论方式说明了月经在集体无意识中的地位。我们中的大多数人都是在月经禁忌中长大的：我们不说，我们不表现出来，我们假装不知道。我们止步于用有限的想象力来满足构想，即使这意味着要走虚假的捷径。毕竟，如果没有人站出来说月经是自然的、健康的，我们的大脑又怎么能自动代入月经是肮脏的呢？

谈论月经是一种解放：不仅是对我自己，也是对所有女性。我们谈论得越多，这个话题的接受度就越高。我希望我们的后代能够自由地体验她们的“月经”的所有层面，而不会感到不适或羞耻。

内裤之外

经期用品的历史源远流长：通过观察某个时期及某个地点使用哪种形式的经期护理用品，我们可以了解当时当地政治和经济方面的情况。

有记录的最古老的经期用品与卫生棉条非常相似。它可以追溯到古代，是由吸水织物裹着一根小木棍做成的，使用时直接插入阴道。当时女性用的是亚麻、羊毛或纸莎草等织物，具体材料取决于她们所在的国家（尤其是日本、希腊和埃及）以及当地生产的织物。一神教（尤其是基督教）的出现颠覆了这一习俗，因为其教徒认为妇女带有原罪。到了公元1世纪，贞洁被奉为最普遍的性理想，任何将东西插入阴道的行为都会受到谴责。所以，内置式经期用品已不复存在，大多数妇女只是让血液顺着双腿流下，只有有经济能力的上层社会女性才使用衬裙来隐藏和吸收经血。

17世纪，科学和医学的进步让人们对月经有了更深入的了解。然而，直到二百年之后，我们才能在市场上买到经期用品。1896年，强生公司在市场上推出了第一款卫生巾，但并没有获得想象中的成功。真正的改变出现在第一次世界大战期间，护士们开始把绷带作为吸收经血的材料。从那时起，市场上出现了各种产品：

• 月经海绵，也曾被当作非法避孕用具。

• 月经带，由玛丽·肯纳（Mary Kenner）在 20 世纪 20 年代发明。这是一种橡胶腰带，下方固定着一个防潮袋，里面装着卫生纸。有一家公司原本对玛丽·肯纳的发明感兴趣，但发现她是非裔美国人后最终放弃了。她并没有被击垮：省吃俭用多年后，玛丽终于在 1957 年为她的一次性月经带注册了专利。然而她从未因这项发明得到过一分钱。

• 可清洗的月经垫，由妇女手工缝制，在第二次世界大战之后开始流行。女性通常用保险别针将月经垫固定在腰带上。

当然还有卫生棉条！1920 年，一次性卫生棉条走进市场，10 年后又出现了带助推导管的版本。它的出现具有革命性意义，但大家对它仍旧褒贬不一。宗教仍旧反对卫生棉条，认为它会激起女性的性欲（性欲被认为是一种罪过！），有损年轻女性的贞操。尽管如此，卫生棉条仍在发展，甚至在演变：开始出现不同的尺寸，材料的吸水性也越来越强——也正是这一细节导致了 1970 年至 1980 年间中毒性休克综合征病例的增加（详见第 7 章）。美国市场上吸水性最强的卫生棉条“瑞莱”（Rely）上市当年就导致了 600 例中毒性休克综合征，包括 88 人死亡，这款卫生棉条因此被要求下架。

2000 年至 2010 年间，工业化国家的经期用品选择仍然相对单一：卫生巾或卫生棉条。当然，都是一次性的——真的是很大的进步！拆开、取出、使用，然后扔进垃圾箱，就好像它们从未存在过一样。后来，经期用品的市场开始扩大：

• 针对年轻女性的“迷你”卫生棉条应运而生。人们开始接受贞操与使用卫生棉条无关。

• 有香味的经期用品也开始流行起来！卫生巾、卫生棉条都有。人们将棉花浸泡在具有刺激性和可能致敏的香水中，暗示女性的经血有异味，是肮脏的。

• 月经杯很罕见，几乎只能在有机商店买到。月经杯的使用仍是传闻。

2010 年至 2020 年间，一次性经期用品被发现含有除香料外的其他可疑成分：

• 微量二噁英；

• 微量杀虫剂成分，如草甘膦；

• 微量二丁基羟基甲苯（抗氧剂 264），一种被证实干扰内分泌的化学物质。

经期用品的包装上并未提及这些成分，问题在于制造这些产品所使用的原材料：棉花——植物检疫的主要对象。无论是否为有机种植，棉花收获后都必须经过加工和氯漂白，然后才能用于护理用品制作（相同的原理，棉质衣物也一样）。在卫生棉条和卫生巾中，除了香氛物质，致癌和干扰内分泌化学物质的含量都极低，所以没有太大问题。问题是，迄今为止还没有一项研究关注到阴道黏膜的特殊性。与身体其他部位皮肤不同，阴道黏膜：

• 更敏感，更容易受到刺激。女性在性生活和日常生活中都能感觉到阴道黏膜受刺激后引起的不适。

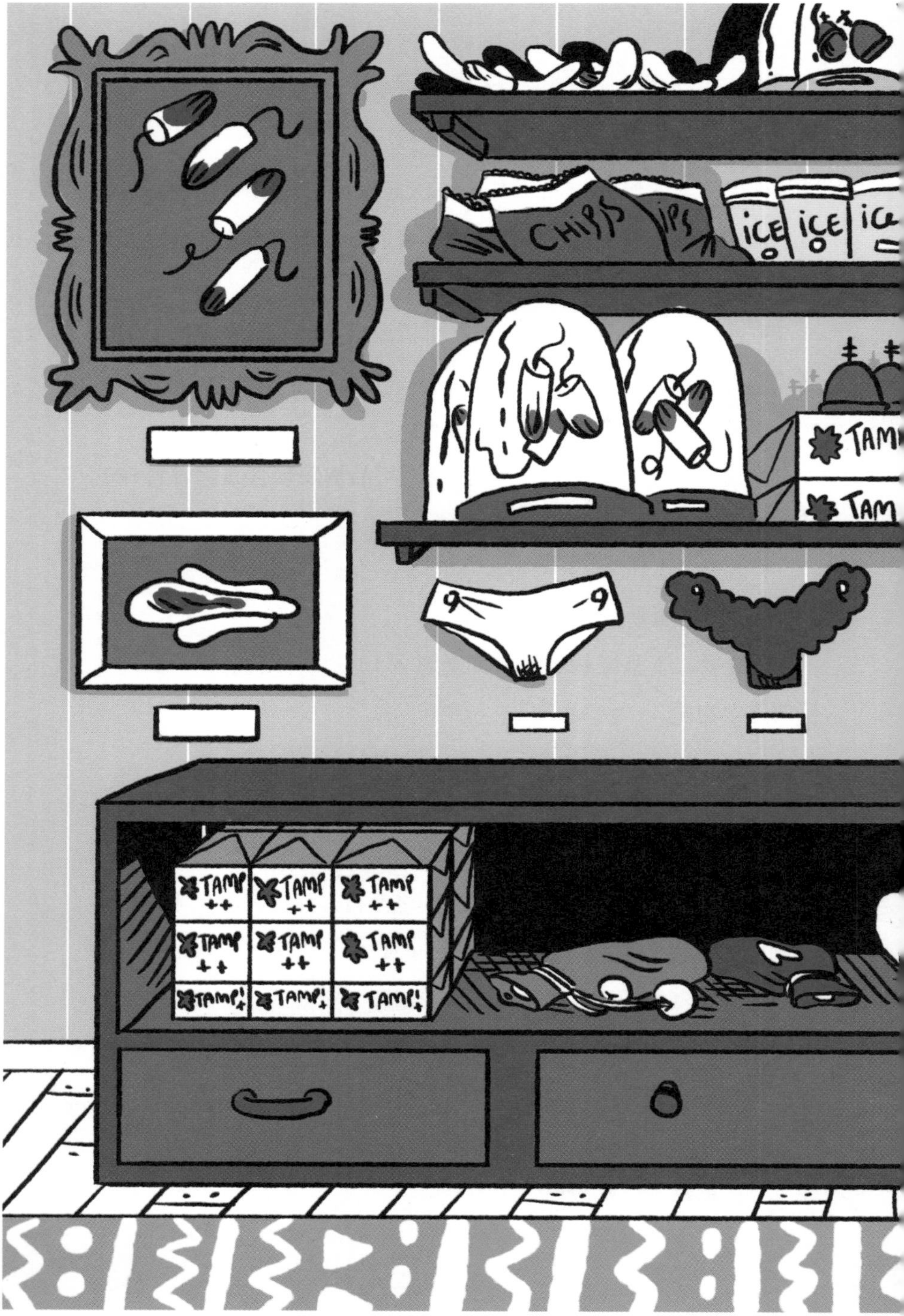
CHIPS
ICE
ICE
TAMP
TAMP
TAMP
TAMP
TAMP
TAMP
TAMP
TAMP!
TAMP!
TAMP!

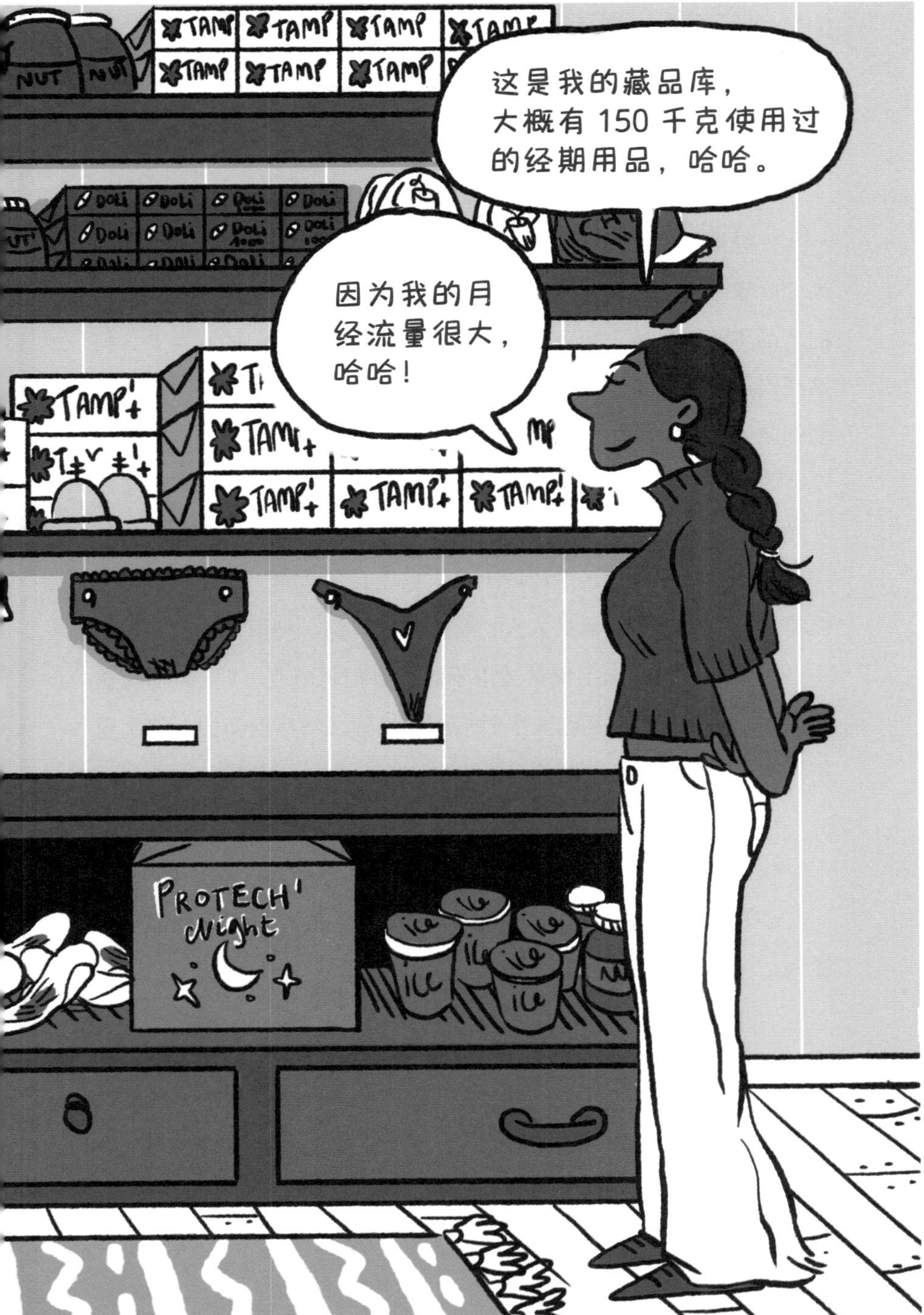
这是我的藏品库，
大概有 150 千克使用过
的经期用品，哈哈。
因为我的月
经流量很大，
哈哈！
TAMP
Doli
NUT
PROTECH'
Night
ile

• 皮肤屏障不同，与肩部皮肤相比，有问题的化合物由此更易进入血液。

更重要的是，一次性产品的趋势带来了严重的环境问题：使用一次性经期用品的女性一生中会产生 150 千克的废物，这些垃圾需要 500 年才能降解。尽管在某些情况下，一次性经期用品是最实用的产品（甚至是唯一可用的产品，例如对于无家可归的女性），但这些产品价格昂贵，还会损伤我们的阴道及破坏阴道菌群，影响我们的激素分泌，其生产过程及包装也会造成环境污染。

因此，其他解决方案也开始得到推广：月经杯终于迎来了它的高光时刻，还有舒适实用的可清洗月经裤。但是这些产品的日常清洗需要干净的水，在这个问题上，大家很容易认为，定期维护可清洗的经期护理用品耗水量太大，所以不太环保。种植、漂白和加工（通过化学和机械加工使其适用于纺织业和制药业）1 千克棉花需要约 15000 升水，使用约 6 小时后就得扔掉，然后换新的，依次重新再算一次……而可清洗的月经内裤：

• 吸收量相当于两到四条一次性卫生巾；

• 至少可使用三年；

• 在洗衣机中只占很小的空间，对平时的洗衣用水量几乎没有影响。

如何选择经期护理用品?

为了找到理想的经期护理用品，需要考虑很多因素，如月经流量（失血量，以及血流方向：朝向经期护理用品的前部、后部或中部）、是否有干净的水、预算以及对舒适度的需求。有些女性很乐意体验月经的感觉，而有些女性认为能忽略其存在更好。

	如何选择	优点	缺点
一次性卫生巾	最好由未漂白的有机棉制成，选择卫生巾时必须考虑血流方向和失血量	无须特殊清洗保养； 方便携带，使用后需要丢入垃圾桶	价格昂贵且会产生废物； 中毒性休克综合征风险高； 或许存在可疑成分（致癌物、内分泌干扰物、致敏原）
可清洗卫生巾	防水部分通常用有机棉和防水布制成，甚至有新升级款，可以购买或自己制作； 手工制作，要根据个人流量定制形状和吸收性	可手工缝制； 价格实惠； 生态环保； 存在可疑成分的风险低	比一次性同类产品吸水性差； 需要用水进行清洗

一次性 卫生棉条	与卫生巾一样，需根据流量来选择卫生棉条的尺寸； 尽量选择有机棉和不含香料成分的卫生棉条	可忽略月经的存在，在进行体力活动时尤其实用	价格昂贵且会产生废物； 中毒性休克综合征风险高； 可能含有直接与阴道黏膜接触的可疑成分（致癌物、内分泌干扰物、致敏原）； 部分吸收阴道分泌物，可能刺激阴道黏膜； 助推导管会产生额外的废物
可清洗 卫生棉条	由一条棉条（一般为有机棉条）组成，可以把它卷起来并用绳子扎好； 使用后，只需用冷水冲洗后展开，之后再用60℃温水清洗	与其他可清洗经期护理用品一样，可以机洗； 可消毒	需要保证绝对的卫生条件； 60℃水温机洗； 一般使用时间为4小时，最多6小时； 每次使用时需要重新把棉条卷起来
月经海绵	100%纯天然的海绵可用作卫生棉条，又不会让阴道黏膜干燥； 有不同尺寸可供选择，适合不同的月经周期，可用8次； 必须确保海绵的吸水性和可重复使用次数	吸水性比卫生棉条差，所以对阴道黏膜更温和； 可以在性生活时使用	不能消毒（我强烈建议不要像我们在互联网上经常看到的那样用精油清洁月经海绵）； 可能含有微量沙子； 中毒性休克综合征风险高； 适用于较少或正常流量

月经杯	这个小杯子通常由医用硅胶制成，像卫生棉条一样简单折叠后插入。根据年龄和阴道分娩经历来选择尺寸； 材料的灵活性（具体取决于品牌）很重要：会阴部柔软度越高，可以选择硬度越大的月经杯	可消毒（至少在每次使用前）； 使用寿命长； 具有多种型号（可选择尺寸、弯曲度、形状、颜色）； 可准确观察经血的质量和数量； 方便采集血液	起初月经杯的插入和取出可能有点棘手，取出时拿捏得不好，可能会使宫内节育器脱落； 可能并不适合所有体型，具体取决于子宫颈的位置； 只要遵守基本卫生规则，中毒性休克综合征风险就会降低； 需要用水进行冲洗，需要消毒
月经内裤	与可清洗卫生巾一样，月经内裤由有机棉制成； 型号的选择非常广泛，适用于不同的流量和状态； 有的配有按扣，无须脱下裤子即可更换	可以全天穿着，如果需要，可以加上一个双保险（例如月经杯）； 可以自己制作（详见第 7 章）或在裁缝铺订购，裁缝可以根据您的需求（特别是经血流动方向）调整吸收区域位置，从而降低侧漏的风险	有时对于流量较大或过大的女性来说不够用； 存在大量“直接代发货”的产品，质量难以保证（为了赚取更大利润，零售商通常转售质量较差的进口产品，而非同等价格下质量更高的本地产品）； 需要用水进行清洗； 与所有经期护理用品一样，不能预防中毒性休克综合征

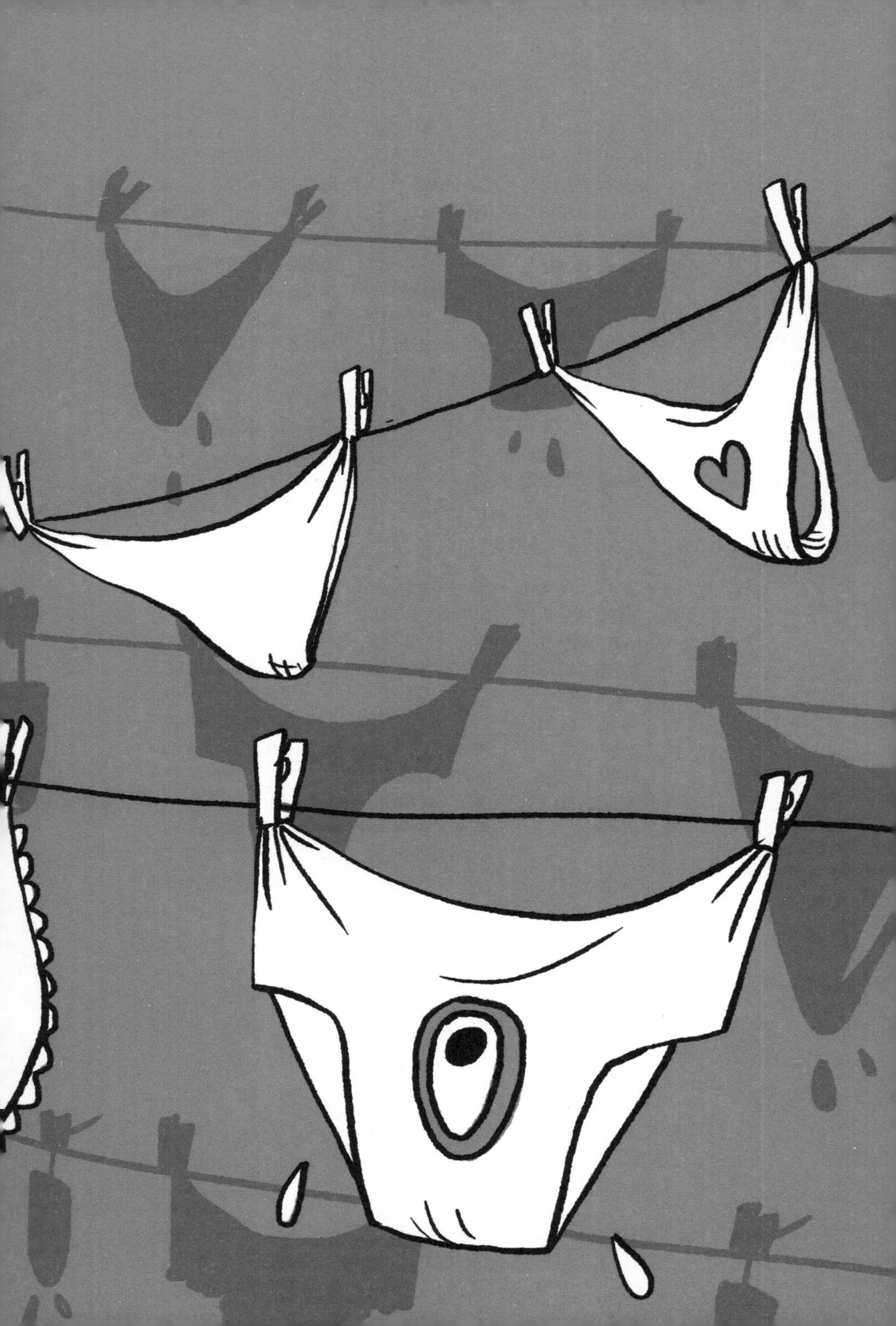

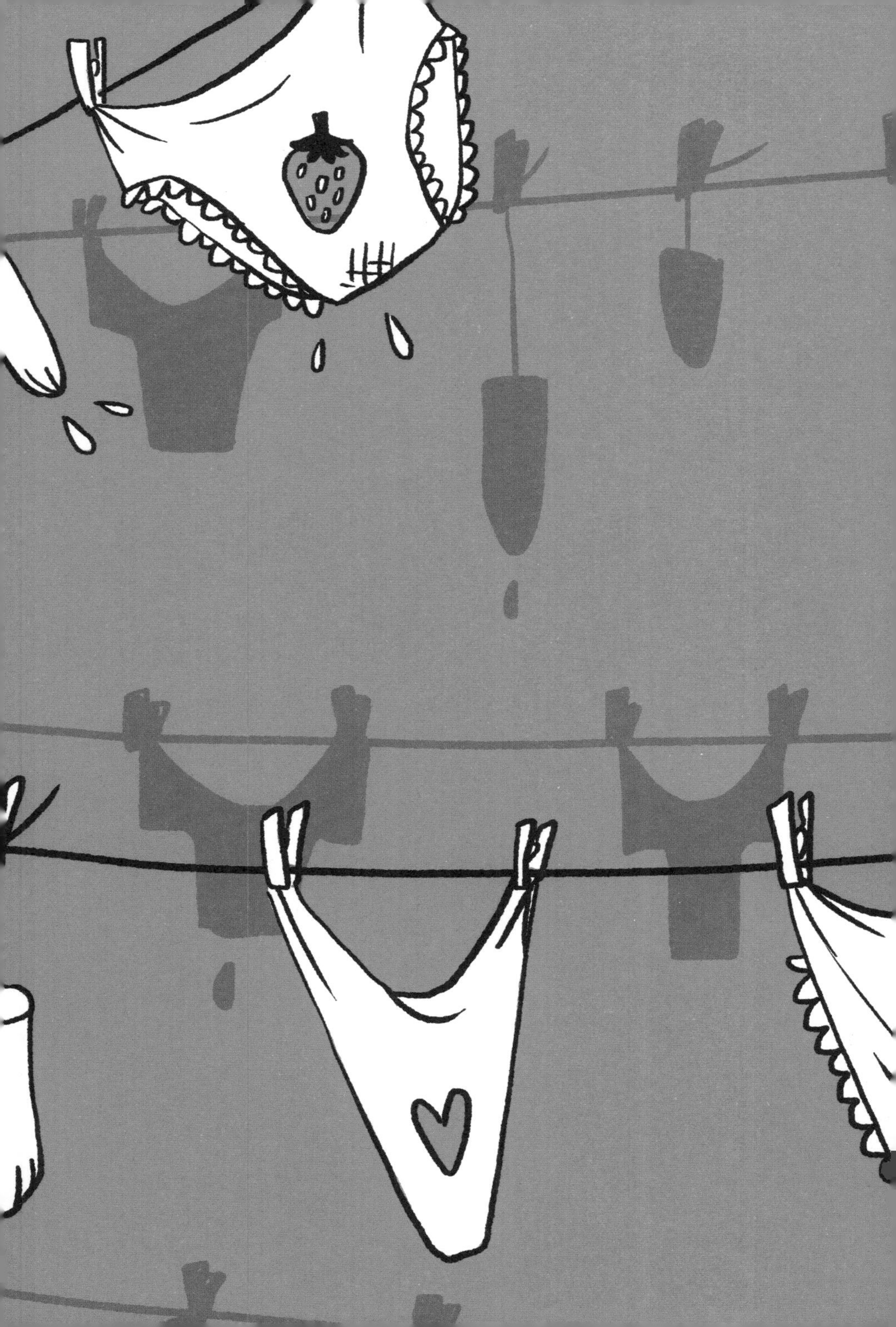

不同经期护理用品的价格

类别	单价	每个周期需要使用数量	每个周期的花费	每年需要的数量	每年花费	使用寿命	38 年月经周期的总花费
卫生巾	0.15 €[①]	22	3.30 €	273	40.95 €	1 次	1556.10 €
有机棉卫生巾	0.43 €	22	9.46 €	273	117.39 €	5 年	4460.82 €
可清洗卫生巾	10 €	22	220 €	22	220	1 次	1672 €
卫生棉条	0.12 €	22	2.46 €	273	32.76 €	1 次	1244.88 €
有机棉卫生棉条	0.37 €	22	8.14 €	273	101.01 €	1 次	3838.38 €
可清洗卫生棉条	3.75 €	22	82.50 €	22	82.50 €	10 年	313.50 €
月经海绵	8 €	1	8 €	1.5	12 €	10 个周期	684 €
月经杯	20 €	1	20 €	1	20 €	10 年	76 €
月经内裤	35 €	8	280 €	8	280 €	3 年	3547 €

此表数据根据 28 天周期、4 天月经期且正常流量大小计算。

① €为欧元符号，1 欧元约等于 7.7 元人民币。——译者注

自己动手——将一条普通内裤改造成月经内裤

购买月经内裤需要一定的预算。不过，还好我们可以自己动手，不到半小时的时间就能缝制一条价格低廉的月经内裤。操作非常简单：从衣橱里拿出一条内裤、几块布料，只需几道拼接缝补就能完成！

材料：

1 条短裤（能完全包裹住臀部，裤裆要足够大）；

1 张透明图案纸（或透明塑料袋）；

1 把裁缝剪刀；

1 块防水布；

1 块海绵布（或超细纤维，需要吸水性强）；

1 块棉质针织布；小钳子；针线；毛毡。

建议：

关于三种材料（防水布、海绵布和棉质针织布）的裁剪尺寸和形状，请参考下文第 2 步中制作的图案；

不要使用缝衣针，尤其是防水布——针孔可能会导致漏水；

如果是夜用月经内裤，别犹豫，把内裤前后的尺寸做大一些，以防发生意外。

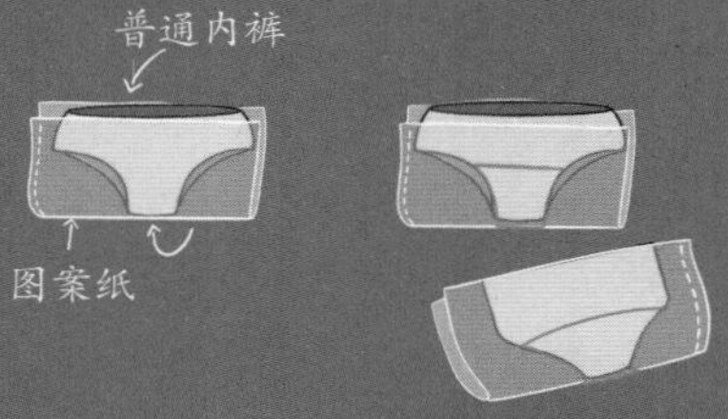

1

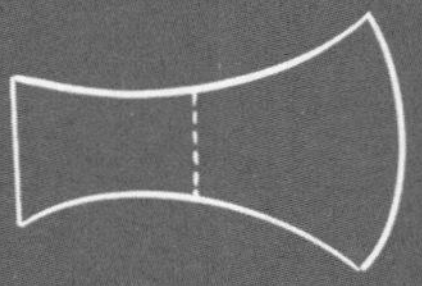

2

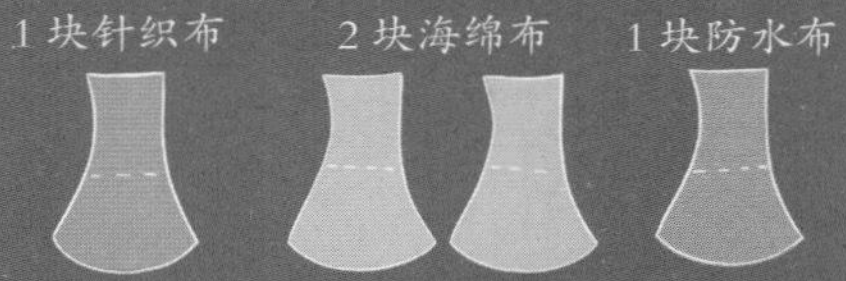

3

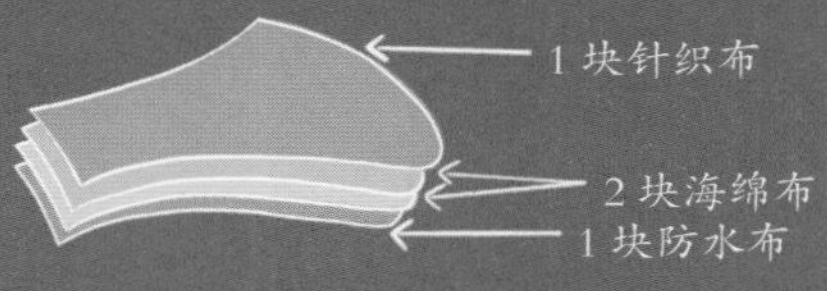

4

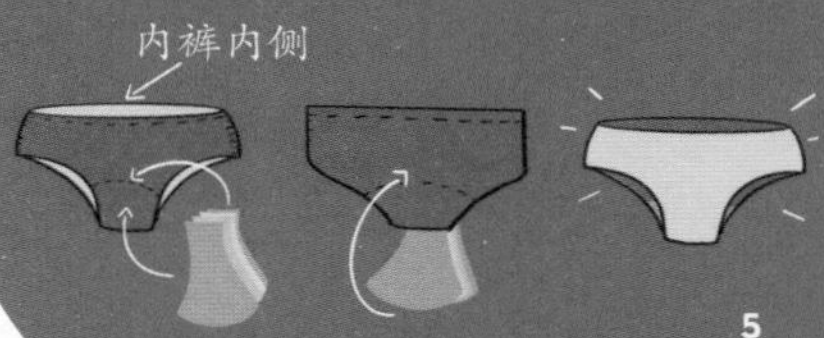

5

步骤：

1. 将图案纸放在一个平面上，把内裤放在上面，然后将图案纸对折。将内裤平放，夹在两层纸之间，内裤的裆部紧贴折叠处。用毡尖笔在纸样上标出内裤的底部（裆的顶部或再高一点，大约到内裤背面的中间位置，如图 1）。

2. 这样就可以得到图 2 所示的大致形状，并把它当作裁剪布料的样板。你可以在中间的折痕处做上标记，与内裤的折痕处相对应。

3. 根据样板裁剪用于内裤底部的每一种布料，剪出 1 块针织布、2 块海绵布和 1 块防水布（如图 3）。

4. 按以下顺序叠放剪好的布料：防水布放在底部（缝合时与内裤接触），两层海绵布放在上面，最后是针织布（如图 4）。每隔 5—6 厘米用夹子将它们固定在一起。

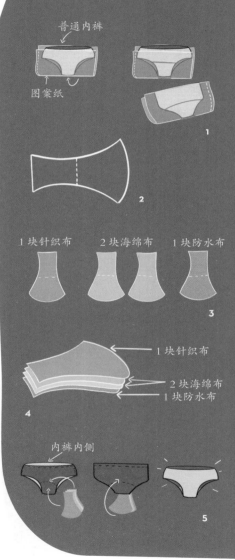

5. 用缝纫机将四条边缝合，或者用“之”字形线迹缝合。

6. 将防水布那一面贴在内裤内侧，对齐接缝，固定。

7. 用三角针曲折缝法将布料缝在内裤上（如图 5）。

8. 月经内裤完成了！使用前，用洗衣机将其与其他衣物一起清洗 2 到 3 次，以确保其具有充分的吸水性。

使用建议：

参阅下文的“可清洗经期护理用品养护”部分。

使用有生态标签的面料

全球有机纺织品标准（GOTS）：种植 / 养殖棉花、丝绸、羊毛和麻的过程中不使用杀虫剂，并精心浇灌。原材料是有机的，织布时使用有机产品专用设备，以避免任何污染。加工过程中不使用任何化学品。遵守国际劳工组织规定的工作条件。

生态纺织品标准（Oeko-tex®100）：使用的原材料和成品不含有害化学物质。

欧盟纺织品标签：要求最低，但限制有毒和污染产品的剂量。

可清洗经期护理用品养护

月经杯只需在使用前消毒，用完后用冷水冲洗即可，而可清洗卫生巾和月经内裤则需要更多的养护。

为了尽可能长时间地保持卫生，首先应该避免犯一些错误：

• 在第一次使用前，要多次清洗可清洗经期用品，使其达到充分的吸收能力。

• 使用后，最好立即用冷水冲洗。热水会“煮熟”血迹，并留下永久性污渍。冲洗后，用手拧干，然后尽快机洗。

• 如果无法尽快清洗，最好在此期间将其晾干。把经期用品浸泡在水中会增加细菌繁殖的风险。

• 制造商建议在30℃以下的水温用洗衣机清洗，并轻柔脱水（如最大800转/分钟）。这样可以有效减少织物的磨损，但可能清洗不够彻底。而在霉菌病或阴道炎发作时，需要用60℃的水洗涤并强力脱水，可以防止“堵塞”和异味的出现。

• 使用几个月经周期后，可清洗卫生巾或者月经内裤的吸水性可能有所下降，这就是“堵塞”，通常是由于洗涤剂中添加了甘油，或使用了马赛皂做基底的自制洗涤剂。但还是有补救之法的！当吸收能力减弱时，只需将月经内裤或者可清洗卫生巾浸泡在加入了碳酸钠（一种过氧化氢粉末，可在生态药店或有机商店购买）的热水中，浸泡几个小时后，水的颜色会变深：这说明月经内裤需要脱水，如果有条件的话用洗衣机脱水，以去除污垢。可以重复清洗和脱水，直到水变清为止，然后再用普通洗衣模式清洗。如果使用合适的洗涤剂，每年只需清洗几次。

- 深色可洗卫生巾和月经内裤有时会出现橙色污渍，这通常是由于经血的酸性使织物褪色，有的时候使用不合适的洗涤产品也会出现这种情况。

不用任何经期产品，让经血本能自流

如果想再简单一点，干脆不使用经期护理产品，会怎么样呢？少数女性会这么做，她们认为自己可以控制月经。这种方法被称为经血本能自流，是指只有在上厕所时排出经血，其他时间则忍住经血不让它流出。

事实上，这与其说是控制经血排出，不如说是锻炼会阴肌肉。会阴是环绕阴道的肌肉，承受着我们所有器官的重量。如何知道自己是否能收缩会阴？上厕所排尿时收缩会阴肌肉，可以切断尿流。

如果想要尝试，建议先在家里悄悄进行，因为很重要的一点是没有其他的保护措施。当然，这并不是强制性的：即使你不用经期护理用品也可以控制血流，但这也不应该被视为一种仪式，更不意味着必须去做！

首先，经血本能自流没有禁忌证。相反，有些女性甚至会发现疼痛因此减轻了。另一方面，对于会阴部肌肉已经非常紧实的女性

（如女运动员），这种练习可能会导致骨盆区域紧张，反而加重痛经（详见第 10 章）。因此，细节至关重要。据估计，平均需要五个周期才能掌握这一技巧，但在产后或会阴部缺乏张力的情况下可能会更难一些。无论如何，在练习过程中都要注意不要发出笑声哦！

许多女性其实已经在不知不觉中练习了经血本能自流，例如在公共场合出血时。而那些选择在整个经期都练习的女性是有意识的。但在我看来，这不应该被视为一种生态的替代方法或解决月经不调的神奇手段。

中毒性休克综合征

中毒性休克综合征通常与一次性卫生棉条的使用有关。它是一种由金黄色葡萄球菌引起的经期疾病，这种细菌无处不在：超过四分之一的人口是金黄色葡萄球菌携带者，多数在黏膜或阴道菌群中。在没有受伤或环境允许的情况下，这种细菌是无害的。但当使用者忘记或无法及时更换卫生棉条时，细菌就会急剧繁殖。之后，金黄色葡萄球菌会分泌中毒性休克综合征毒素 1（TSST–1），毒素进入带菌者的血液并使其感染。虽然只有 4% 的人携带能够产生这种毒素的细菌，但中毒性休克综合征绝对是一种紧急的突发情况，一旦出现异常症状，最好及时就医。

每年大约有 30 例中毒性休克综合征：数量不多，但一次就足以致命，因为感染会导致组织坏死、部分截肢，更严重时还能导致死亡。等待的时间越长，死亡的风险就越大。最初的预警症状是头痛、肌肉疼痛、发烧、恶心、呕吐和腹泻，这些症状不是典型的中毒性休克综合征，很容易与其他疾病（如普通流感或肠胃炎）的症状混淆。如果就医，请务必告诉医生你正处于经期。

不使用卫生棉条也不是绝对就能避免中毒性休克综合征的风险。以月经杯为例：长期以来，人们普遍认为月经杯没有问题，一些月经杯宣传单甚至宣称“使用月经杯从未发现过中毒性休克综合征病例”。然而随着月经杯的使用越来越广泛，出现了第一例相关的中毒性休克综合征报告。

降低风险的唯一方法是最多每四到六小时就更换一次经期护理用品（或用清水彻底冲洗月经杯），并在每次使用前彻底清洁双手。对于卫生棉条来说尤其如此，因为它在吸收血液的同时也吸收了我们阴道的天然屏障，其他形式的护理用品也是这样。只有月经内裤生产商才会宣称连续使用 12 个小时也不会增加感染中毒性休克综合征的风险。

此外，一些妇科医生告诉我们，中毒性休克综合征几乎只对年轻女性有影响，因为她们缺乏卫生知识教育。但有必要提醒这些医生，这些年轻女性往往对经期和相关的卫生知识知之甚少，而且她们每天上学的学校的厕所状况也很糟糕，如果幸运的话，年轻女性可以用到肥皂，但不一定有东西可以让她们用冷水冲洗后擦手。事实上，在那些学校的厕所里根本不可能有小洗脸盆和垃圾桶！

为了安全起见，你可以带上：

- 一个不透明的小袋子或一个漂亮的密封盒，用于暂时存放使用过的一次性经期护理用品，直到找到垃圾桶，或保持干燥直到晚上。

• 免洗洗手凝胶，用于清洗更换内置经期护理用品（卫生棉条、月经杯、月经海绵）前的双手。对于敏感的阴道来说，这当然不是最好的做法，但它的优点是可以降低中毒性休克综合征的风险。在条件允许的情况下，最好用肥皂洗手。

• 一小瓶水，用于冲洗月经杯和双手。

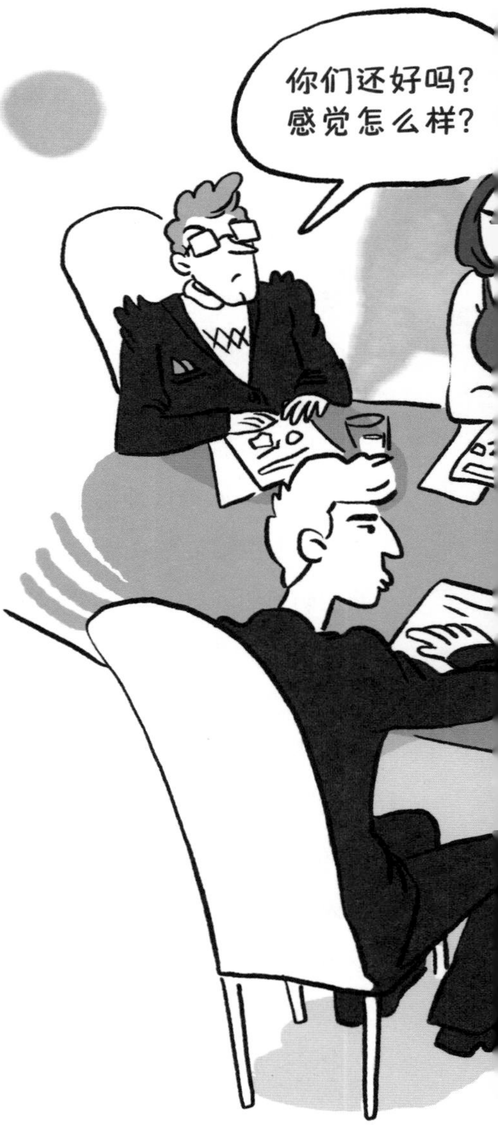

没有绝对理想的经期护理用品，原因很简单：有多少种需求，就有多少种经期护理方式。要想找到完美的解决方案，分享经验是个好主意。通过与朋友，甚至是互联网上的陌生人交流，你可以收集到有用的信息，了解哪种产品更适合你。

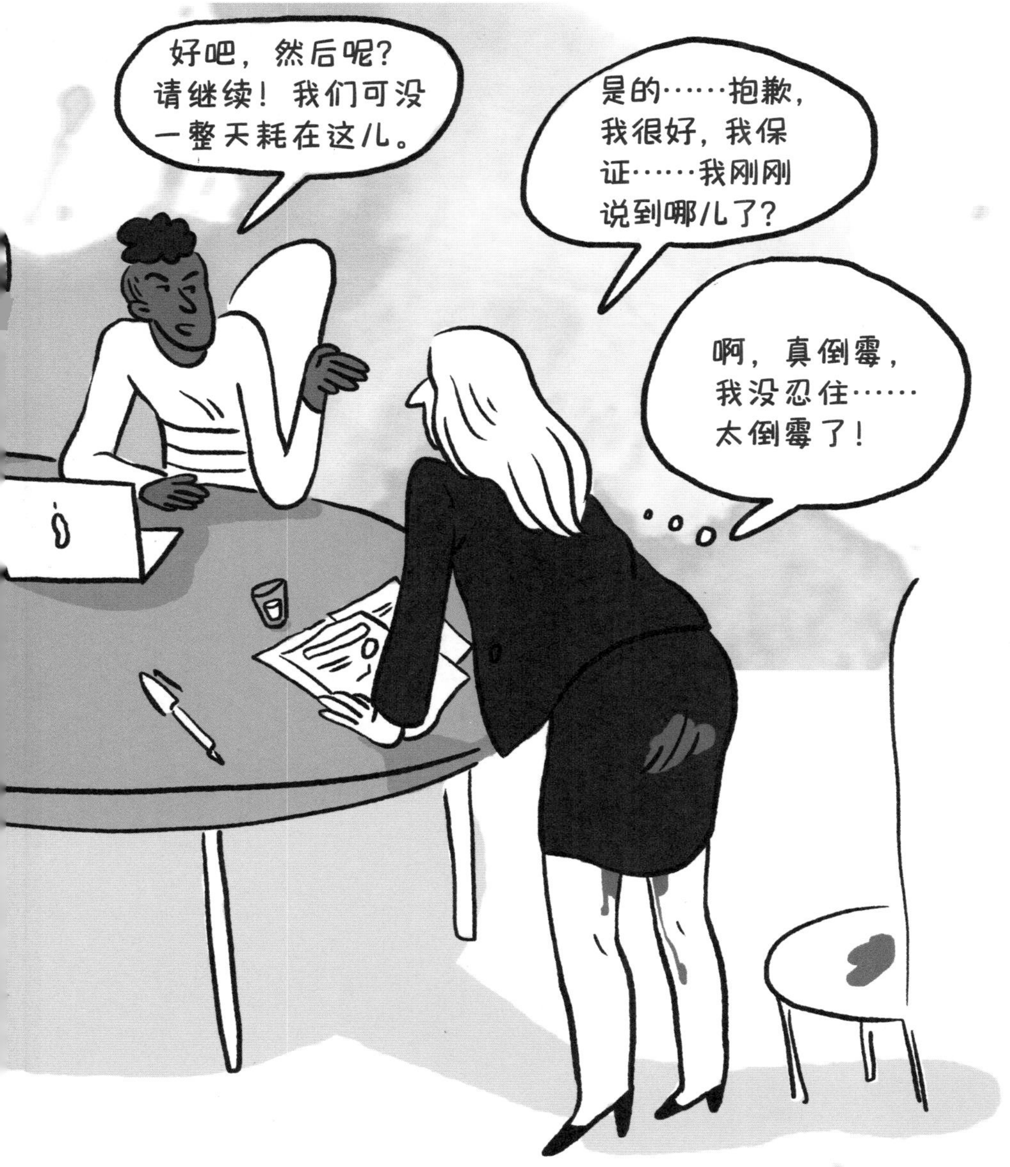
好吧，然后呢？请继续！我们可没一整天耗在这儿。
是的……抱歉，我很好，我保证……我刚刚说到哪儿了？
啊，真倒霉，我没忍住……太倒霉了！

8

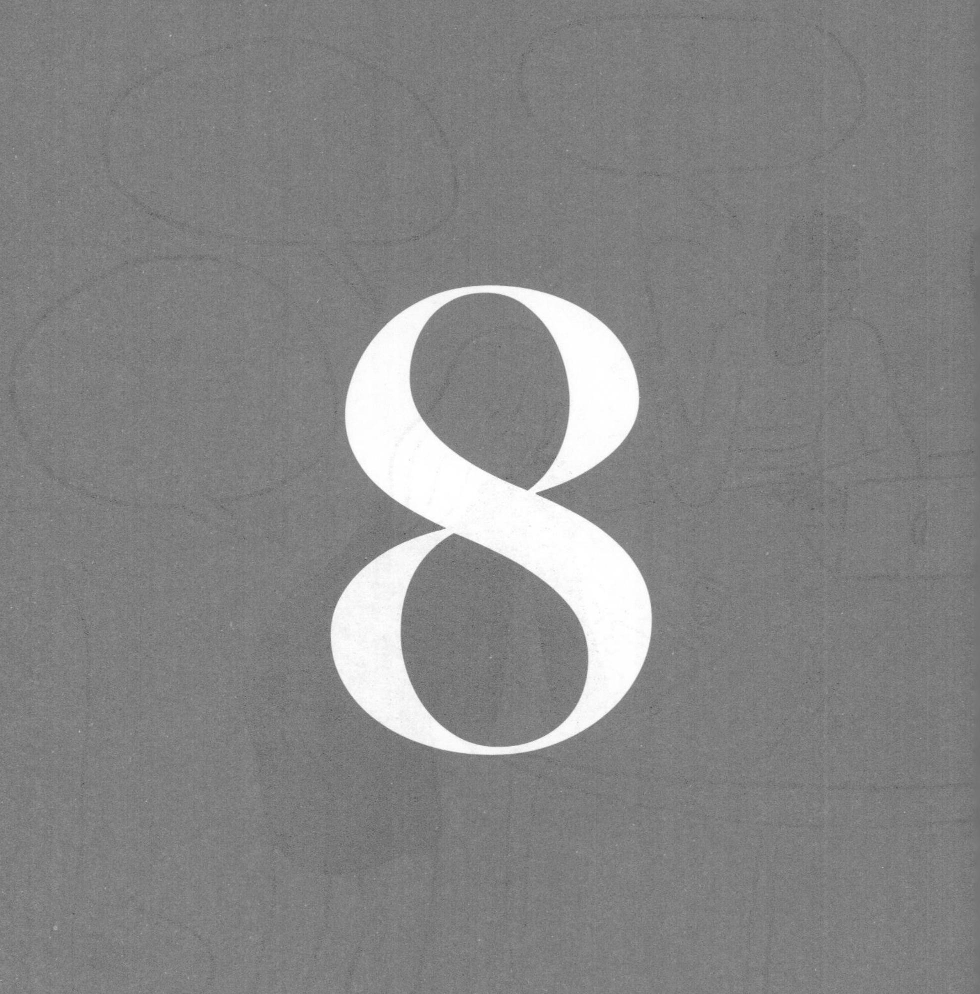

激素类避孕药是解决月经问题的唯一办法吗？

La contraception hormonale est-elle la seule solution aux règles ?

避孕药出现于20世纪20年代（与第一批现代卫生棉条的上市时间相同），1967年成为合法药物，1974年开始在法国可以通过医保报销，这似乎是治疗所有月经疾病的良药。然而，十多年来，它的受欢迎程度却一直在下降。必须指出的是，女性对激素避孕药的副作用和健康风险的意识越来越高了。

避孕药的历史

1957年，格雷戈里·平卡斯（Gregory Pincus）博士在美国成功研制第一颗避孕药，它只含有一种合成激素：合成孕激素，其作用类似于黄体酮。然而它有两个问题：一方面它不能完全抑制排卵；另一方面，导致女性不再来月经。

在此之前，避孕药尚未普及时，人们的想法很简单：没有来月经就是怀孕。要改变女性的这一观念并不那么容易，她们往往会因为不信任而停止服用避孕药。为了解决这个问题，人们开始使用第二种合成激素——1938年就已知的炔雌醇，它这会使得子宫内膜增厚，继而引发撤退性出血：也就是假月经。之所以称之为撤退性出血，是因为它是由两个服药周期之间的停顿（血液中没有激素）引起的。

在法国，政治家吕西安·诺伊维尔特（Lucien Neuwirth，被称为“避孕药之父”）在意识到意外怀孕给妇女带来的痛苦后，于20世纪60年代初就开始倡导使用避孕药具；直到1967年12月28

日，反对避孕的戴高乐将军（最终还是！）签署了诺伊维尔特提出的法案，避孕药处方合法化；1999 年，西蒙娜·韦伊（Simone Veil）提出的法案颁布，紧急避孕行为也合法了；最后，从 2021 年 9 月开始，25 岁以下的妇女可以免费使用避孕套了。

不同类型的激素避孕药

雌激素和孕激素避孕药

这种避孕药含有人工合成的雌激素和孕激素。通常服用 21 片，然后停药 7 天，这会导致撤退性出血（假月经）。

事实上，相比于停药，更有理由连续服用几个周期：如果你不打算来真正的月经，那还不如不来月经，以避免可能出现的不便（痛经、月经不调、情绪低落、疲倦……）。更重要的是，这大大提高了避孕药的效果！市场上甚至还出现了一种新的避孕药，建议连续服用三盒，然后休息一段时间，这意味着一年大约会有四次出血。在某些情况下会有少量出血：这是良性的，但并没有什么实际影响。

避孕药分为四代，它们之间的区别在于激素含量。第一代和第二代避孕药含有高剂量的激素，与所有药物一样，存在风险和不良反应：血栓、肺栓塞、中风、胆固醇或催乳素水平升高等。研究人员随后开发了第三代和第四代药物，他们认为减少激素的用量，能降低风险和不良反应。但事实恰恰相反！此外，第三代和第四代避孕药主要提供对象是年轻女性，尽管效果较差。

还有其他形式的避孕药，原理相同，同样也有禁忌和副作用。它们可能更方便，尤其是不用每天都想着服药。像许多药物一样，这些药也不能在法国的医保体系内报销。

阴道避孕环： 放置于阴道底部，会在三周内逐渐释放激素。与口服避孕药一样，在第四周取出（停药），然后换新的。

避孕透皮贴剂： 贴在背部、腹部或肩部。与避孕环一样，它也能保持三周，然后取下间隔一周。它的主要缺点是，可能很快就会在不知不觉中自己掉落。如果出现这种情况，通常只需在前一块贴剂脱落后 24 小时内贴上新的。

纯孕激素避孕法

与前几种方法相比，这种方法的危险性较小，使用的药物被称为“小剂量”避孕药。它们不含人工合成的雌激素，而只是一种孕激素，通过模仿孕酮的作用，欺骗大脑，让身体认为自己处在黄体期。60% 的使用者仍会排卵，但由于缺乏雌激素，子宫内膜不会发育，受精后也不可能着床。这就是为什么纯孕激素避孕药与含有雌激素的避孕药同样有效。实际上，每 100 名妇女中就有 8 人在使用这些方法的第一年内怀孕。

每盒纯孕激素避孕药的最后四片通常是安慰剂（不含激素），但许多妇女停药后也不会出血，因此，不来月经是完全正常的。不过部分女性服用孕激素后也会持续出血，这种影响一般会在几个月后消失，因为子宫内膜萎缩需要时间。但如果情况并非如此，几个月后依旧持续出血，那么就要小心贫血、疲倦和每天的情绪低落……

激素宫内节育器（或称避孕环）和皮下埋植避孕法的原理相同，只是它们持续释放孕激素的时间不同：皮下埋植避孕法可持续释放孕激素长达 2 到 3 年，激素宫内节育器可持续释放孕激素长达 3 到 5 年。这两种避孕方式都很实用，不必每天惦记着，而且它们也是最有效的避孕方式：在使用宫内节育器的第一年，每 100 名妇女中只有不到 1 人怀孕（皮下埋植避孕法的实际怀孕率为 0.05%）。也可以每三个月注射一次孕激素，但效果较差。

最后，紧急激素避孕药中也含有孕激素。紧急避孕药被称为“事后避孕药”，在药店、中学医务室和计划生育中心都可以买到。未成年女性可以匿名免费领取，无须处方；18 岁以上的女性则需要支付 3 至 10 欧元。

不过，紧急避孕药从来都不是百分之百有效的。最好在无措施性行为后 12 小时内服用，但 3 天内服用左炔诺孕酮或 5 天内服用乌利司他可能仍然有用（需要处方——详见第 15 章）。相比之下，如果在无措施性行为后 5 天内置入含铜宫内节育器，紧急避孕的有效率则为 99%。

那男性可以做什么呢？

据观察：女性在周期中有 6 天左右受孕概率最大，而男性每天都在可生育的状态。诚然，排卵机制是科学家首先成功抑制的机制，但其副作用是众所周知的——尽管医生有时敢于说明一些相反的观点：

- 性欲下降；
- 情绪沮丧；
- 体重增加；
- 乳房胀痛；
- 消化问题；
- 头痛；
- 心血管疾病。

女性要求的是不会危及性命的避孕措施，那男性避孕怎么样？选择相当多，而且比我们想象的还要多。

避孕套（安全套）：经常被抱怨不舒服，确实如此。药店通常只提供两种尺寸，而市场上至少有七种不同尺寸。影响舒适度的不仅仅是尺寸，材料及厚度也非常重要，例如，聚氨酯通常比乳胶更薄、更舒适。无论用哪种避孕套，建议使用合适的水基润滑剂，因为使用避孕套会阻碍性行为过程中的自然润滑。戴避孕套可能会扰乱情趣，在使用过程中也有破裂的风险！迄今为止，在法国只有一种品牌的避孕套可以凭处方报销：乳胶材质，且只有一种尺寸。

激素避孕：需要男性每周给自己注射睾酮，这种方式比较罕见，但这种避孕方式是可逆的。可以通过精子图观察其有效性（精子采集可以对精子进行计数，当精子数量足够少，即可以被视为不育）。采用这种避孕方法，需要去巴黎或图卢兹的计划生育部门。与避孕药一样，其副作用可能很严重（心血管、肝脏、精神疾病或癌症风险），并且建议使用时间不超过 18 个月。因为这种方法需要三个月才能使得男性精子数量达到不育水平，所以始终很难推广。男性激素避孕方法已经研究了 30 年，但由于其副作用很大，以至于许多男性在研究结束之前就停药了。是因为副作用过于明显，还是说这是一种社会现象？可能两者都有吧。

男性温热避孕法：过去被称为“图卢兹避孕法”，因为这是图卢兹的一位医生推广的方法。用特殊的内裤或者小硅胶环将睾丸抬高到靠近身体的位置，以此提高睾丸的温度，男性每天需佩戴 15 个小时。只要佩戴该装置，高温就会抑制精子产生，这种方法也可以通过精子图检查有效性。现在法国只有 100 多个人用这种方法，但是这种避孕方法应该会慢慢普及，因为除了可逆且价格低廉，它没有副作用，并且几乎没有禁忌证。

输精管切除术：这是一项小型手术，现在使用微针仅需 10 分钟即可完成输精管的切除。精子不再通过输精管，但男性仍然可以射精。此外，这种方法既不会影响性生活，也不会影响男性的健康，因为不存在心血管、代谢或精神疾病的风险。另外，这种避孕方法是永久性的！

停止激素用药

尽管男性避孕逐渐变得普遍起来，但通过观察，我们很清楚地看到避孕仍然是女性的“任务”。她除了必须关注不同时期的受孕概率，还要承受避孕药带来的副作用和不良影响。这样的例子很多，对于那些否认这一观察现象的医生来说，这可不是冒犯。而且，停止服用避孕药物后，这些不良影响并不会完全消失……据法国记者萨布里纳·德比斯盖（Sabrina Debusquat）报道：“服用避孕药的女性的卵巢储备能力比其他人低 20%”“对癌症风险的影响可持续约 20 年”。

在摄入合成激素的过程中，女性的月经周期会停止，因而激素水平会降低，尤其是雌激素和睾酮。停止使用避孕药后要小心，因为通常会观察到反弹效应或者身体无法重新启动自然周期。性激素与身体的其他部位相关联，因此它会产生各种影响：

- 促性腺激素反馈调节失灵。也就是说，月经周期保持休眠状态。这会导致闭经，可能会持续数月至数年。

- 服用避孕药后患上多囊卵巢综合征。有时，卵巢继续工作是因为垂体激素无法协调。女性生育能力因此受到影响，出现许多不便（见第 12 章）。

• 性欲低下问题没有改善。因为睾酮无法按照原有反馈方式重新分泌，或者相反，睾酮出现反弹效应，并且皮肤中的雄激素受体改变了原有平衡。皮脂腺会因受到过度刺激而产生过多的皮脂，从而引发痤疮（即使从未患过痤疮的女性）以及多毛症——还有与毛发过度生长相关的脱发。

2010 年以后，不少女性开始放弃避孕药，选择无激素避孕方法，例如：

宫内节育器：也称为“含铜宫内节育器”；

避孕膜：由特殊凝胶制成的、放置在子宫颈周围的一种小装置。需要由医生测量子宫颈尺寸，以此确定合适的避孕膜尺寸；

症状体温法：需要观察月经周期的一种可靠方法，一定程度上可以不采取避孕措施（必须严格遵守，参见第 6 章）。

女性绝育术：也称为“输卵管结扎”，是一种永久性避孕方法。和男性输精管切除术相比，这是一项更大、更危险的手术。在法国，对于未生育过的女性来说，在 30 岁之前几乎不能用这种方式，因为我们的文化对女性生育有很高的期待。

谈到停止服用避孕药的问题时，又出现了许多其他问题：月经周期会恢复吗？多久能恢复？经期会有什么不同吗？还会痛经吗？会长痘痘吗？关于这些，一切皆有可能。

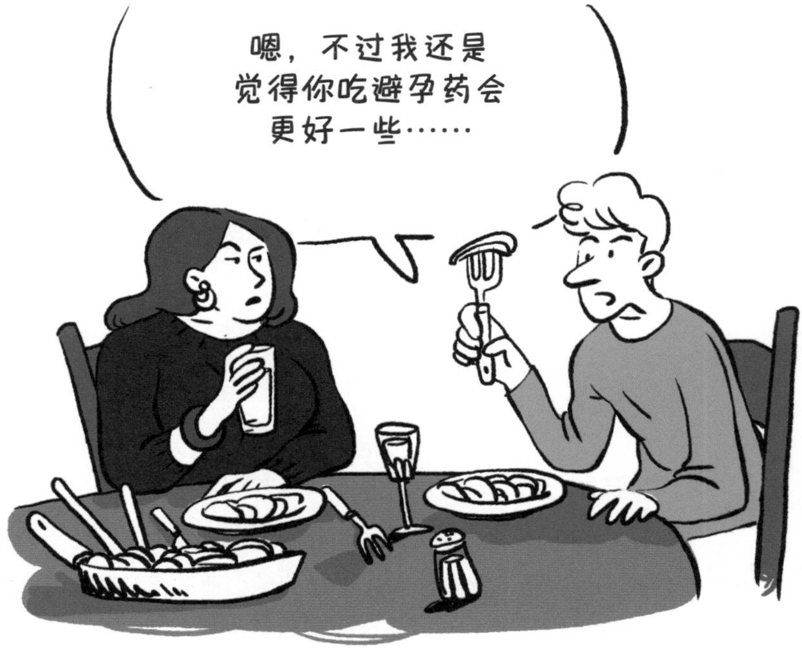
嗯，不过我还是
觉得你吃避孕药会
更好一些……

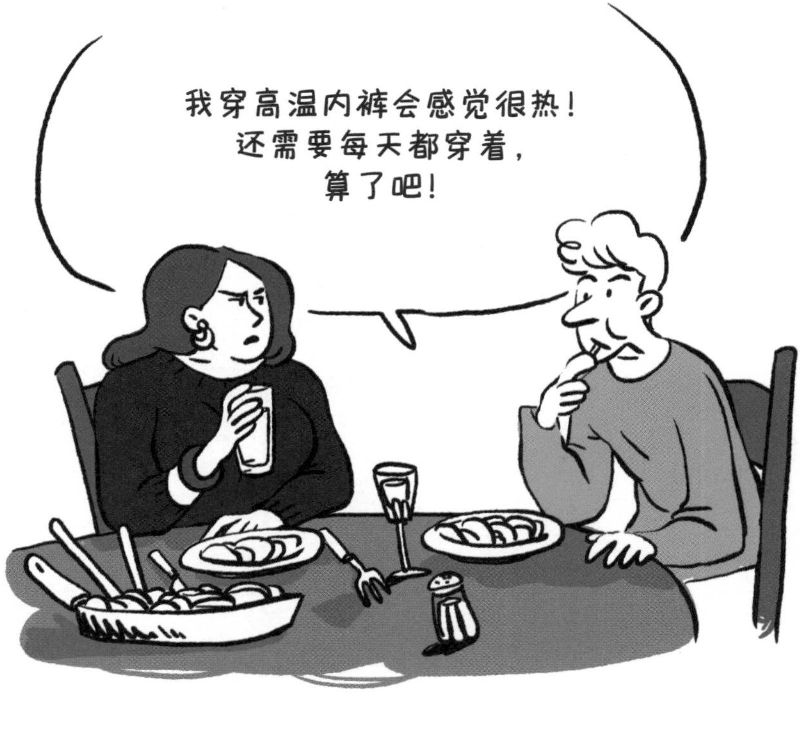
我穿高温内裤会感觉很热！
还需要每天都穿着，
算了吧！

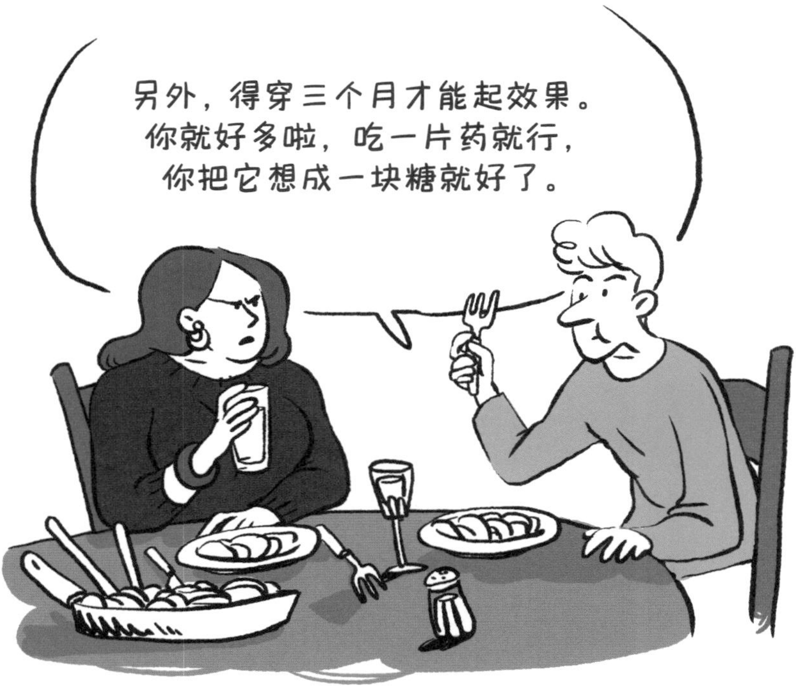
另外，得穿三个月才能起效果。
你就好多啦，吃一片药就行，
你把它想成一块糖就好了。

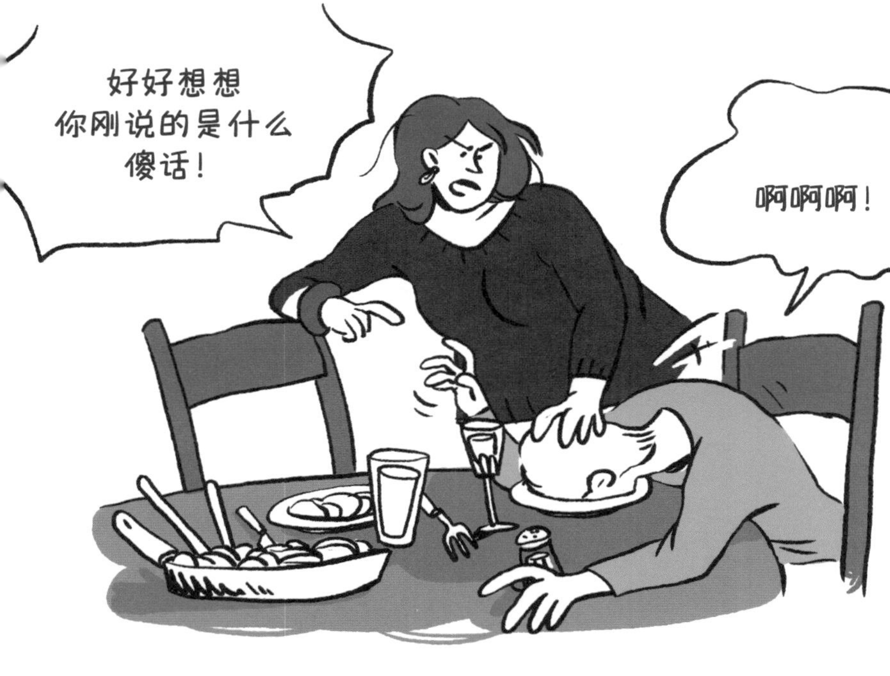
好好想想
你刚说的是什么
傻话！
啊啊啊！

停药：立刻彻底停药还是逐渐断药？

传统的方法很简单：一板药吃完的时候，直接停止服用。然而，还有别的方法，不太被人熟知。

立刻彻底停药：即使在服药开始或服药中间，可以直接停止服药。虽然出血可能比预期的日期要早，但记住，这并不是真正的月经。因此，服药期间停药对于激素平衡本身来说并不是问题，除非是“三相药”（包含三种成分且剂量逐渐增加的药）。

逐渐断药：这种是比较新的方法，间隔服药，逐渐断药，以此尽量避免反弹效应。对于大多数实践过的女性来说，这种方法似乎比较理想：痤疮减少，经前综合征减轻。

但在逐渐停药时要小心，因为雌激素水平降低，避孕作用会完全消失。此外，如上文所述，减少激素剂量并不保证会降低健康风险。在停药期间，风险可能会大过收益，特别是一些女性在此期间出现大量血斑（详见第13章）。此外，我在和患者交谈时发现，逐渐断药的女性，其反弹效应只是推迟而无法杜绝，也就是说，她们不会在停药后两到三个月出现相关症状，但会在整个疗程结束后两到三个月出现症状。

避孕：提前计划停药时间

如果你想在服用一个周期的药后以非药物方式继续避孕，或完全停止避孕，则必须在服用最后一颗药前至少5天考虑采用其他避孕方式（宫内节育器、避孕套、禁欲等）。

停药后闭经：月经什么时候恢复？

通常人们误认为每年服药后必须等一个月才能恢复自然月经周期。但事实上，任何事情都无法确定。

如果六个月后月经仍然没有恢复，需要咨询专家，他们可能会给你开验血的单子，以评估激素分泌情况。另一方面，医生给出的解决方案通常都不是顺其自然的疗法：

- 再次服药；
- 服用地屈孕酮片（一种孕激素，会导致新的撤退性出血，但不一定会重新启动自然月经周期）。

你并不是一无所得，通过自然疗法维持身体情况，有希望更快地恢复自然平衡。对肝脏和肠道的维持至关重要，进行“激素排毒”可能是不错的选择。

卵子还是月经？

无论如何，有一件事是肯定的：月经是排卵的结果。因此，很明显，在出血再次出现之前，身体处在易孕期，如果想避免怀孕，就必须尽快采取新的避孕措施。

激素排毒：
原理、食物和植物方法消除合成激素

避孕药与其他药物一样，也会干扰内分泌。避孕药通过干扰内分泌的方式影响月经周期（通过模仿激素，或通过占据激素受体位置）。尽管我们的身体具有能够消灭有害物质的器官，但是鉴于我们目前的生活方式，身体有可能会被压垮。此外，许多储存在脂肪细胞中的内分泌干扰物，例如重金属、肥料、杀虫剂和其他化合物，只要稍一费力或体重减轻就会释放到血液中。

在服药期间和停药后，通过排毒来促进月经恢复平衡是很好的方法。停药后可以进行三周以下的激素排毒。如果服用避孕药，你也可以通过这种方法排毒，每三到四个月重复一次。

我们在嘲笑谁?

知道吗?不受欢迎的(对,就是不受欢迎)双酚 A 其实是一种在研究中被当作避孕药的成分。不幸的是,这些研究以失败告终。由于资本主义不喜欢没有盈利的买卖,所以双酚 A 被卖给了石油工业,在石油领域这种分子被转化为塑料。几年后,当人们发现双酚 A 可能是一种内分泌干扰物时,反抗就开始了。

所有人都会被影响

每个人都会接触内分泌干扰物:Elfe 队列就证明了这一点。Elfe 队列研究环境、生活条件等因素,这些都可能会影响孩子的身心发展。Elfe 队列对 2011 年出生的儿童进行了长期跟踪调查。这项研究在获得父母同意的情况下,对 18000 名儿童和他们的妈妈进行调查。这项队列仍在进行中,结果表明:

100% 的人都会通过食物接触到某些杀虫剂。

研究中 99.6% 的孕妇邻苯二甲酸盐检测结果呈阳性,尤其是化妆品中发现的生殖毒素(对生殖系统有毒)。

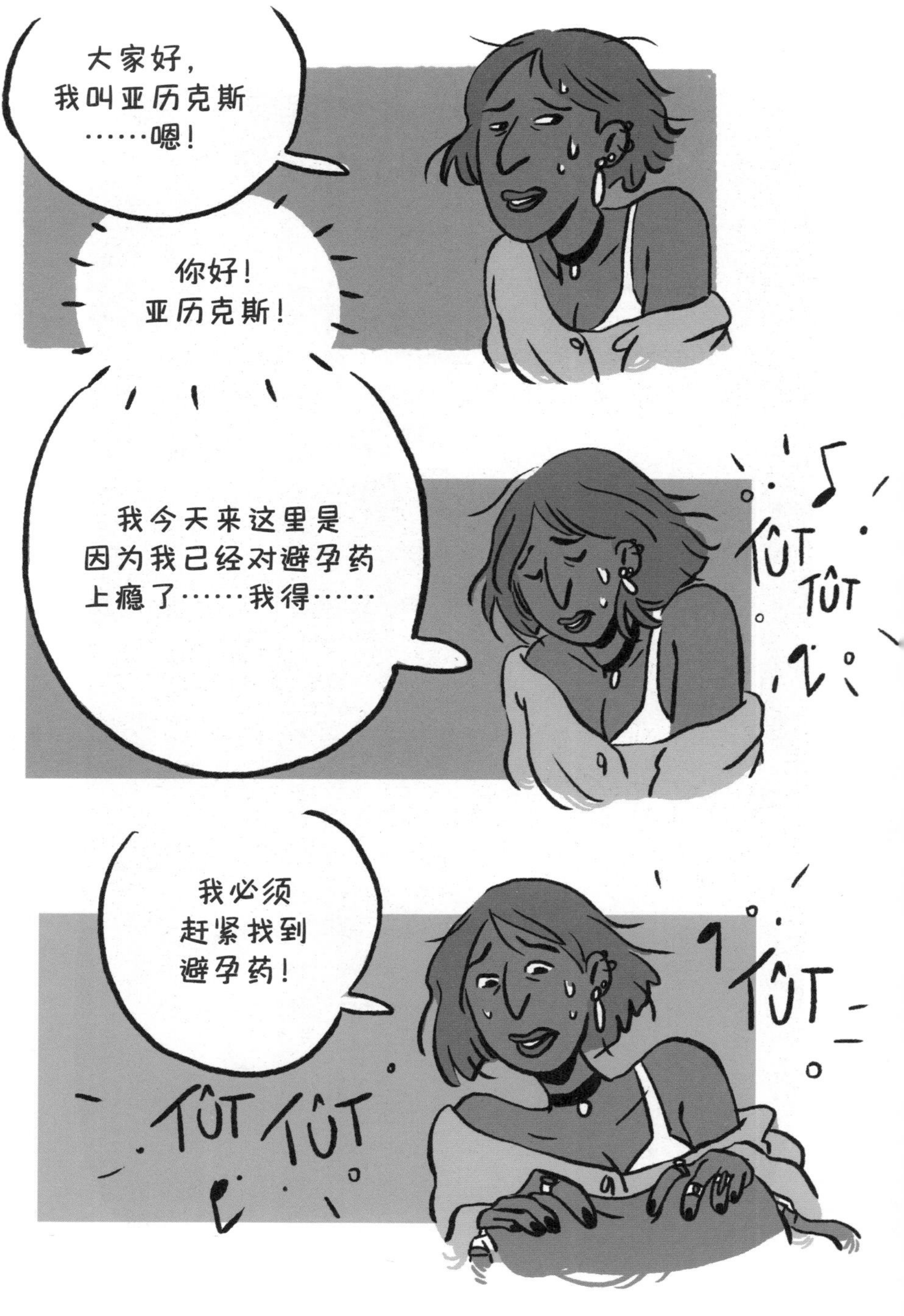

大家好，我叫亚历克斯……嗯！
你好！亚历克斯！
我今天来这里是因为我已经对避孕药上瘾了……我得……
TÛT TÛT
我必须赶紧找到避孕药！
TÛT
TÛT TÛT

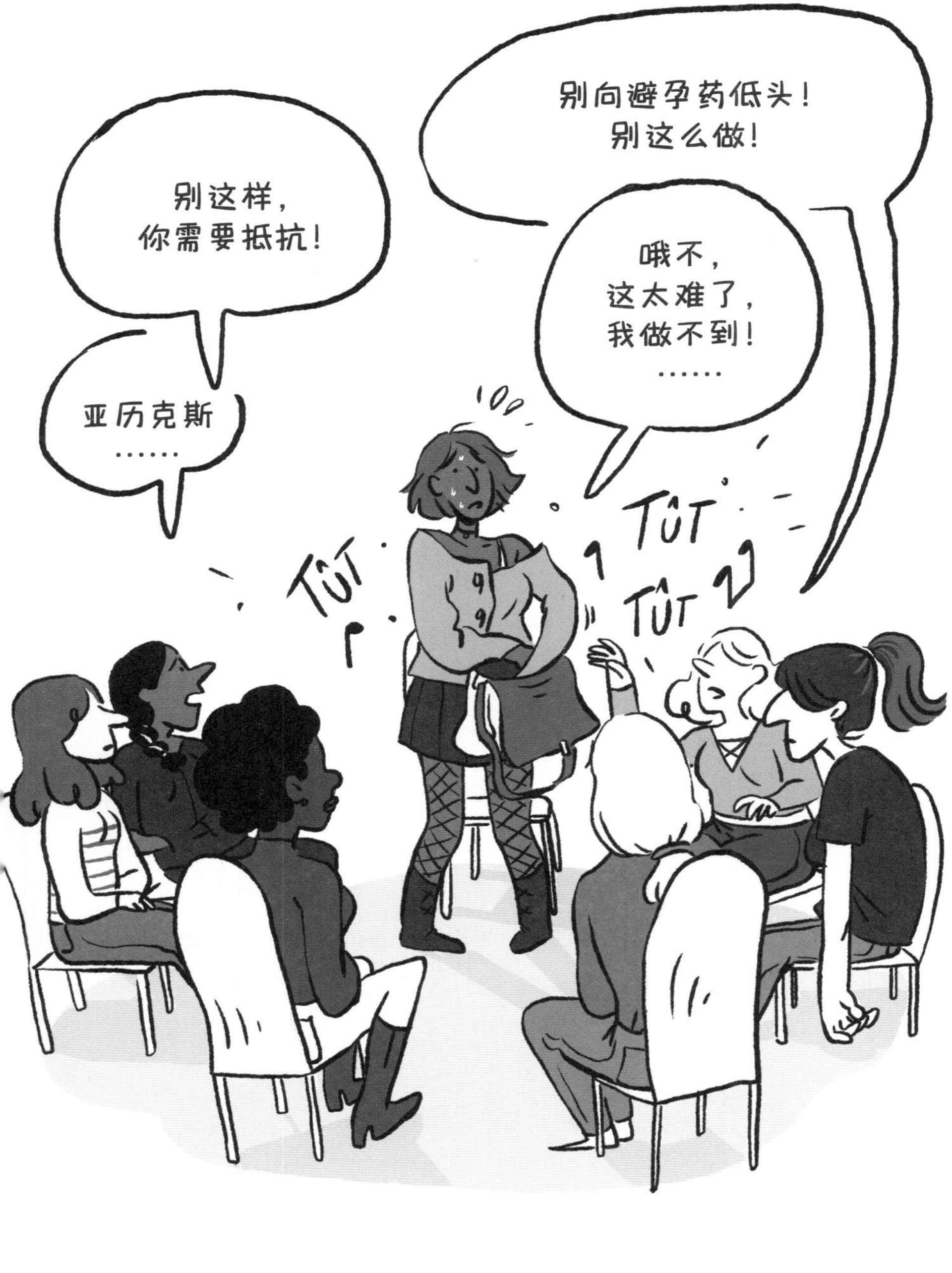
亚历克斯……
别这样，你需要抵抗！
别向避孕药低头！别这么做！
哦不，这太难了，我做不到！……
TÛT
TÛT
TÛT

第一步：避免接触异雌激素

最好的办法是避免接触内分泌干扰物。这需要我们回顾日常生活习惯，逐步替换成激素安全和更健康的食物、清洁产品、衣服与化妆品等。

化妆品和个人卫生用品：确保不含对羟基苯甲酸酯、丁基羟基茴香醚、甲氧基肉桂酸乙基己酯、三氯生、二苯甲酮 –1 和二苯甲酮 –3、奥克立林、环五硅氧烷、水杨酸、丁苯基甲基丙醛、二丁基羟基甲苯、甲基异噻唑啉酮、甲基氯异噻唑啉酮、间苯二酚、苯氧乙醇、纳米颗粒或矿物油。现在有许多网站和应用程序可以解码国际化妆品原料标准中文名称目录，即产品上的成分列表。

洗涤剂和其他清洁产品：可能含有相同的内分泌干扰物。大多数家用产品都可以用纯的马赛皂、黑皂、白醋和小苏打来代替，这些就可以完成几乎所有的洗护保养。另外，我不建议使用精油[①]进行保养，因为它们会引起过敏，可能会干扰内分泌，稍微受热就会被破坏，而且有些精油的生产制造过程不生态环保。

---

① 首先是具有类激素作用的精油：含有快乐鼠尾草、鼠尾草、地中海柏木、西洋蓍草、小茴香、德国洋甘菊、野生洋甘菊、胡椒薄荷、白千层草、大西洋雪松、维吉尼亚雪松、茴香等成分。

塑料和存储盒：几乎所有塑料颗粒都会进入我们的食物。所以最好买散装食物，但也可以在玻璃、陶瓷、铸铁或不锈钢容器中烹饪和储存食物。

家具和服装类纺织品：即使由天然材料（其种植可能非常不环保，例如棉花）制成的衣物，也可能包含有问题的材料或释放挥发性有机化合物。可以选择二手衣物，新衣服要好好洗，每天通风晾晒 20 分钟。

尽可能避免不必要的药物治疗（注意：不包括医生提出的治疗）。

第二步：避免通过食物接触激素

防腐剂、精制糖、“健康”但难以消化的食物、不间断进食（每个小时或者每三个小时吃零食）、压力进食……所有这些行为都会使身体的自然排泄功能超负荷运转。肝脏、肠道、肾脏、肺和皮肤不堪重负，无法清除过多的激素和毒素。这会导致许多症状，包括痤疮（还有其他皮肤问题）或经前综合征。

有条件的话，以下产品可以从橱柜中逐一清理掉：

- 含有工业制剂，特别是那些含有防腐剂、可疑添加剂、过量的盐、糖或其衍生物（阿斯巴甜、麦芽糖、右旋糖、甘露醇、木糖醇以及玉米糖浆、麦芽糖浆、龙舌兰糖浆等）的食品。
- 一般的糖，尽管偶尔加入椰子糖的甜点应该不会对健康产生太大影响。

• 乳制品，尤其是奶乳制品。上年纪后，乳糖很难消化，酪蛋白（比如牛奶蛋白）也是如此，它对人类来说很难消化（有些人甚至从出生起就是如此）。

• 饱和脂肪和氧化脂肪，例如薯片或熟食中的脂肪，以及某些人造黄油和工业制剂中所含的氢化脂肪。

为了减少对这些食物的渴望并抵制诱惑，需要每天三餐饮食均衡，多食用：

• 蛋白质（我们经常摄入不够！）食品；

• 淀粉类食物，如果可以的话，选择升糖指数较低的（“半精制谷物”、全谷物、豆类以及带皮的新鲜土豆）；

• 蔬菜，尤其是绿色蔬菜！

理想情况下，可以在晚餐前两小时吃一份时令水果当加餐。这样，消化系统在两餐之间就有足够的时间休息，并可以消除更多不需要的东西，例如过量的雌激素！

肝脏和肠道负责清除体内代谢过的激素，某些食物（成分）可以促进这两个器官的工作。

吲哚–3–甲醇：存在于生食的西兰花和十字花科蔬菜中，这些含硫化合物有助于肝脏中和雌激素。

其他含硫食物：大蒜、洋葱、青葱、韭菜、红皮萝卜、卷心菜、蔓菁（大头菜）。

苦味食物：菊苣、蒲公英、芦笋、洋蓟、黑萝卜、黄瓜、芹菜、柚子、橄榄油。

B族维生素：存在于生的深绿色蔬菜和全谷物中。

维生素E：存在于小麦胚芽油、杏仁、榛子、松子、牛油果、沙丁鱼等。维生素E是合成天然雌激素不可或缺的成分，同时也能保证肝脏健康。

蛋白质食物：瘦肉、鱼、蛋、海鲜，可能还包括豆类和油脂——不过它们主要属于淀粉类食物。没有这些，肝脏就无法完成再生，也无法继续分泌天然黄体酮。

不溶性膳食纤维：存在于奇亚籽、洋车前子、胡萝卜、西葫芦、南瓜、红薯等之中。不溶性膳食纤维的作用是附着在肠黏膜上，从而促进肠道更快蠕动。不过排便速度快、有稀便问题或肠道疼痛的人需要避免过量食用此类食物。

可溶性膳食纤维：存在于豆类、油籽、全谷物（如燕麦）等，这些食物更柔软，有助于肠道润湿粪便，让你排出稠度完美的便便！

第三步：排空大便

如果条件允许，可以稍微提高负责排泄的身体器官的工作频率（负责净化身体的器官主要有肝脏、肠道、肾脏、肺和皮肤）。为了不透支这些身体器官，我们可以利用一些排水植物，每年两次，一次三周。最好是有一位自然疗法医生指导，让他为每个人推荐最合适的植物。如果想自己尝试，可以从以下这些植物（成分）开始：

黑萝卜：优秀的肝脏“排水剂”，可以与其他植物结合。如果有胆结石和胃炎，则不推荐这么做。它还具有溶解肺部黏液的作用（溶解分泌物）。

朝鲜蓟：可以用于排水和肝脏解毒，尤其针对胆固醇过高。

6 条经验教训，戒断避孕药

最后，是什么导致女性不喜欢避孕药？最近几代人希望得到性解放的同时，也有了一些发现……

· 精神负担：谁愿意每 3 个月拿着一张处方跑医院又跑药房？

· 缺乏性欲：和伴侣每周 7 天随时准备开始性生活有关；

· 危害身体健康（心血管疾病风险、心理健康）；

· 体重增加；

· 痤疮和多毛症；

· 生态禁令尚未统一：合成雌激素通过尿液和粪便传播，但我们仍然不知道如何在废水中处理它们，所以我们可能会直接喝到现成的雌激素。此外，对环境的影响很可能是巨大的，40 年来，科学家们一直在提醒当局注意鱼类的雌性化和生育能力下降的问题。其他物种仍有待研究……

水飞蓟：首先具有保护肝脏的作用，可以说是一种净化植物。患有高血压的人应避免。

蒲公英：温和利尿，特别适合肝虚、便秘及长粉刺的女性。

锦葵：可以保护肠黏膜，服用后，在消化系统内运输时具有缓解便秘的作用。

椴树：一般“排水剂”，特别是对于肾脏，对于超重或冬季过后处于高雌激素水平状态的女性非常有用。

（药草茶：每天 1 至 3 杯，具体取决于植物种类和所需效果；母酊剂：每天 30 至 100 滴，具体取决于植物种类和服用者的体重。）

9

什么是
宫内节育器？

Quid
du DIU ?

它以“避孕环”这个令人难过的名字广为人知，但其真实身份是“宫内节育器”。因为宫内节育器……不会导致完全不育！它也不是专门为已经生过孩子的女性保留的。所以，让我们为它正名！

所有人都可以用的宫内节育器（想要使用它的）

长期以来，宫内节育器只适用于已经生过至少一个孩子的女性，因为医生认为宫内节育器会导致永久不育。事实上，问题出在其他地方：在当时，性传播疾病的筛查不够精细，很容易漏检。正是这些疾病（衣原体感染、淋病、支原体感染、滴虫性阴道炎、梅毒、乙型肝炎），通过感染输卵管和降低宫颈黏液质量而导致不孕。

如今，如果我们很幸运能生活在工业化国家，可以更加容易且快捷地接受检查。这些检查都会在放置宫内节育器之前进行。事实上，15 岁以上未生育的女性都可以置入宫内节育器。即使第一次避孕也可以！如果你预约的妇科医生拒绝操作，完全可以找另一位更了解该领域最新进展的医生。

当宫内节育器达到其使用寿命（5 至 10 年，具体取决于型号）时，就需要去医院将其取出。当然，如果有怀孕计划、想改变避孕方法或者仅仅因为不想继续使用，也完全可以提前取出。还必须指出的是，有些女性可以自行取出节育器，这有点像取卫生棉条：清

我们想要的：没有偏见的护理人员

Gyn&Co 合作网站可以识别和绘制女性保健医生地图，以及他们相应的服务，例如置入宫内节育器。但也可能会发现诸如“女同性恋友好”“跨性别友好”和“肥胖者友好”之类的说法，这避免了面对有偏见的护理人员。

洗双手后，轻轻拉动引线，只要它仍然露在外面。这种操作不需要任何特殊技术，也不会产生任何危险，除非宫内节育器没有很好地放置在宫腔底部。

另外，如果在取出月经杯之前没有充分排出空气，有可能会出现宫内节育器一起被取出的情况……为了避免这种情况，需要在取出杯子之前将其吸力排空。

选择合适的宫内节育器

宫内节育器通常为“T”形，尺寸为 3.5 厘米。还有一种针对未生育过的女性的稍短版本。主要由塑料制成，但也有多个版本。

含铜宫内节育器：不影响月经周期。它的避孕方法相对机械，因为铜具有杀精作用，并能够阻止精子进入输卵管。有人认为它会引起子宫内膜炎症，不适合置入，另一些医生——例如马丁·温克勒（Martin Winckler）——则不同意这种说法。事实是，我们并不确切知道在子宫内会发生什么。含铜宫内节育器的使用时间为 5 至 10 年，其避孕成功率为 94% 至 99.2%。

激素宫内节育器：其作用原理与孕激素避孕药相同。使用了这种节育器，月经周期的各个阶段就不复存在，大多数女性将不会再出经血。这种宫内节育器的使用寿命为 5 年，避孕成功率超过 99%。

这两种节育器之间的差别还是值得一说的：选择后一种，就不再有自然的月经周期，也不会来月经，这种影响可以是积极的也可以是消极的。用前一种，仍然有自己的周期，但可能会出现流量增加和经痛加剧，这是事实，并且也不建议痛经的女性置入这种节育器。自然疗法可以对痛经和流量产生作用（参见第 10 章）。没有经痛并且可以使用含铜宫内节育器的人，需要注意 6 个月内月经的变化。从统计数据来看，确实发生了这种状况，但实际情况可能完全不同：有些女性并没有特别遭罪，而另一些女性则持续疼痛了一年多。

还有第三种类型的宫内节育器：

铜球：也称为“芭蕾舞女演员”。它的使用寿命长达 5 年。比“T”形节育器更小，侵入性更小，能够降低疼痛和出血的风险。然而事实上，13% 的使用者仍会感到疼痛，高达 26% 的使用者观察到异常出血。

宫内节育器也可以紧急避孕

放置宫内节育器是紧急避孕的一种，甚至是最有效的方法。实际情况稍微复杂一些：需要在无措施性行为后的5天内将其置入，但很难在这么短的时间内预约到助产士或妇科医生。

通过置入宫内节育器以减轻痛经

几年前，一位朋友打电话给我，说她感到非常痛苦。自从几周前置入宫内节育器以来，她一直感到疼痛，甚至还有出血。所以她选择移除节育器，之后立刻就松了口气。然而她真的很想用这种避孕方式。几周后，她想置入新的宫内节育器，为此我给她提供了基于瑜伽、抗痉挛精油和呼吸的治疗方案。这位朋友这次做了更充分的准备，也更放松，在置入第二个宫内节育器时获得了更好的体验，而且再也没有疼痛或不适。之后，我向一位助产士朋友分享了这个经历，她告诉我，突然放入宫内节育器时，确实可能出现子宫痉挛。

从那时起，我系统地提出了以下方案：

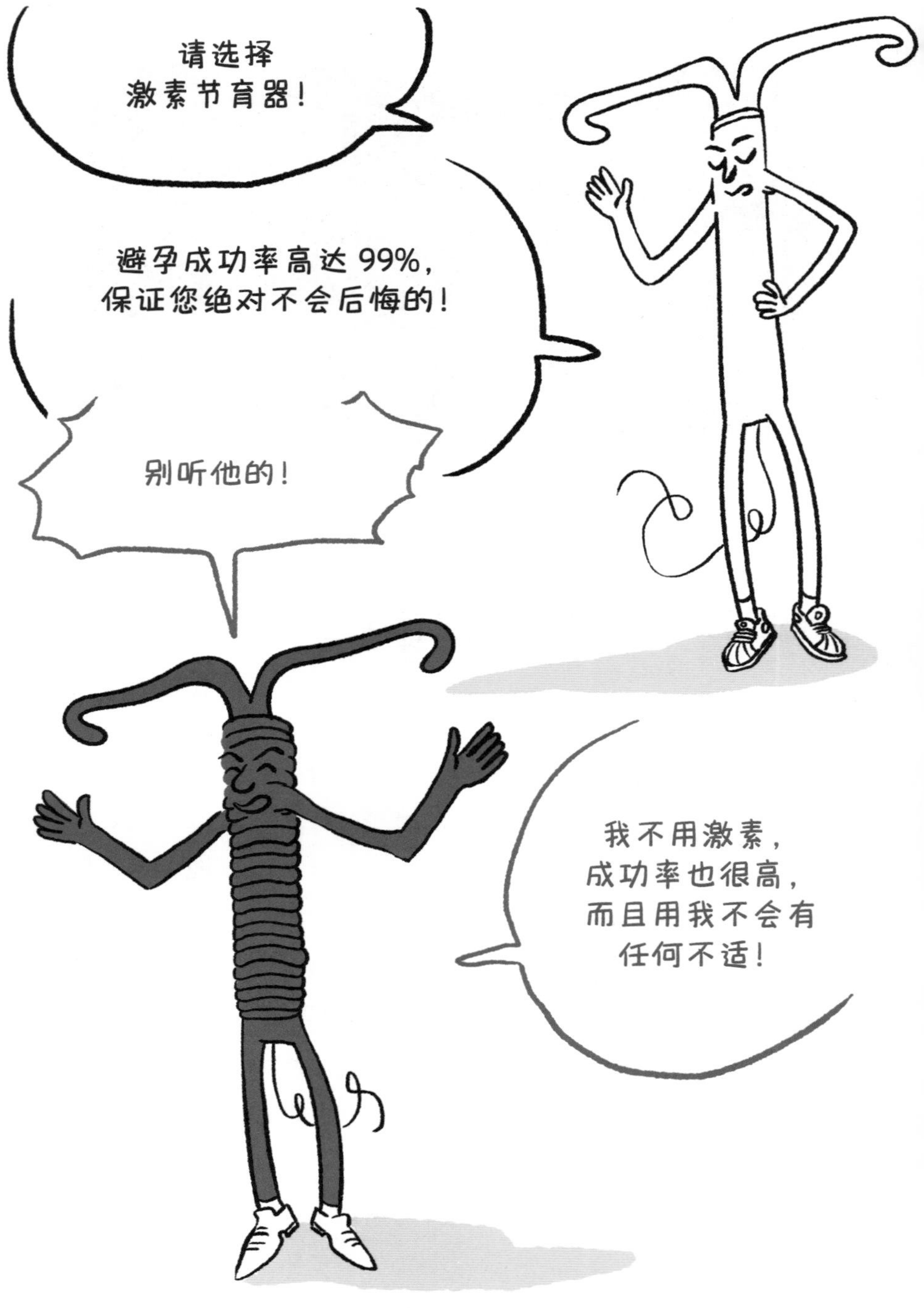
请选择
激素节育器！
避孕成功率高达99%，
保证您绝对不会后悔的！
别听他的！
我不用激素，
成功率也很高，
而且用我不会有
任何不适！

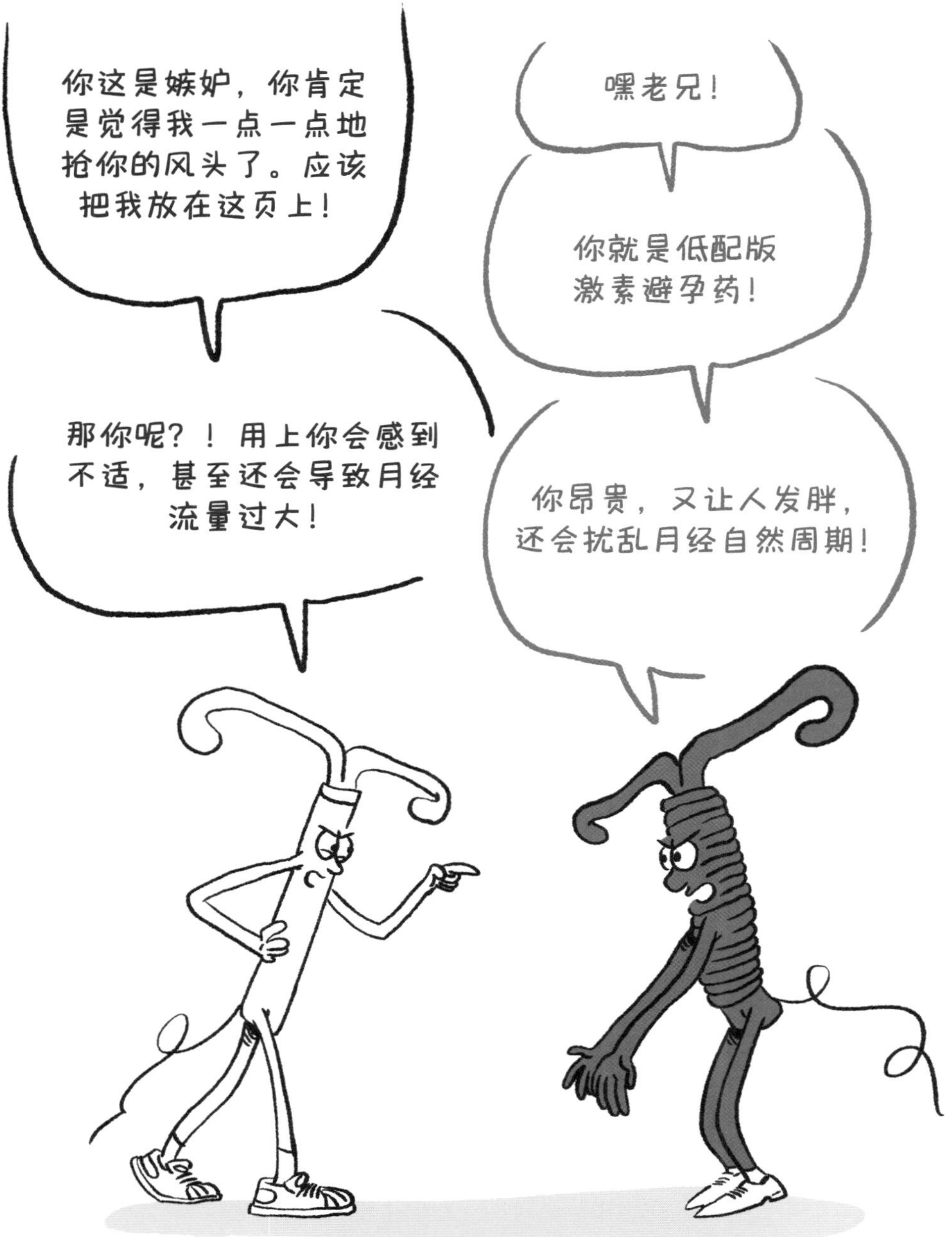

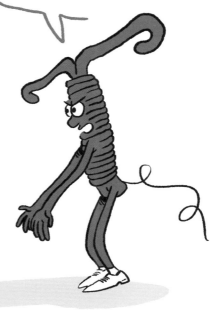
你这是嫉妒，你肯定是觉得我一点一点地抢你的风头了。应该把我放在这页上！
嘿老兄！
你就是低配版激素避孕药！
那你呢？！用上你会感到不适，甚至还会导致月经流量过大！
你昂贵，又让人发胖，还会扰乱月经自然周期！

选择一位手法温柔的医生，可以在置入宫内节育器时感觉更舒服。有些人仍然使用子宫抓钳打开子宫颈，这种操作让人很痛苦，但还好这不是强制的。

宫内节育器可以在周期中的任何时间置入，但在排卵和月经期间，子宫颈张开程度更大，宫内节育器也更容易进入。

置入前：给自己半小时到一小时的时间做轻柔练习（轻柔瑜伽、森林漫步、放松或5分钟的心率协调练习）。

提前两小时按摩下腹部，配合几滴下列制剂（提前48小时在肘部弯曲处进行测试，检查是否过敏）：

- 5滴依兰精油；
- 5滴异国罗勒精油；
- 5滴龙蒿精油；
- 5滴罗马洋甘菊精油；
- 1茶匙来自澳洲坚果（夏威夷果）、榛子或向日葵籽的植物油。

每半小时按摩一次，以上精油具有抗痉挛（它们将降低子宫收缩的风险）和止痛的作用。

置入期间：请置入宫内节育器的人稍微放松一下。如果你问她们，大多数人都会同意听一些轻松的音乐，甚至是引导冥想！

置入宫内节育器后：保持冷静。条件允许的话，可以用热水袋和冷水袋（但不要用冰的）交替敷下腹部，一直到晚上。

需要注意的是，根据型号及个人耐受性，宫内节育器可能会也可能不会对月经产生影响。可能一些医生没有及时了解关于当前建议的最新研究情况：如果在医院操作室你感觉自己被说幼稚或被嘲笑，别犹豫，换家医院！

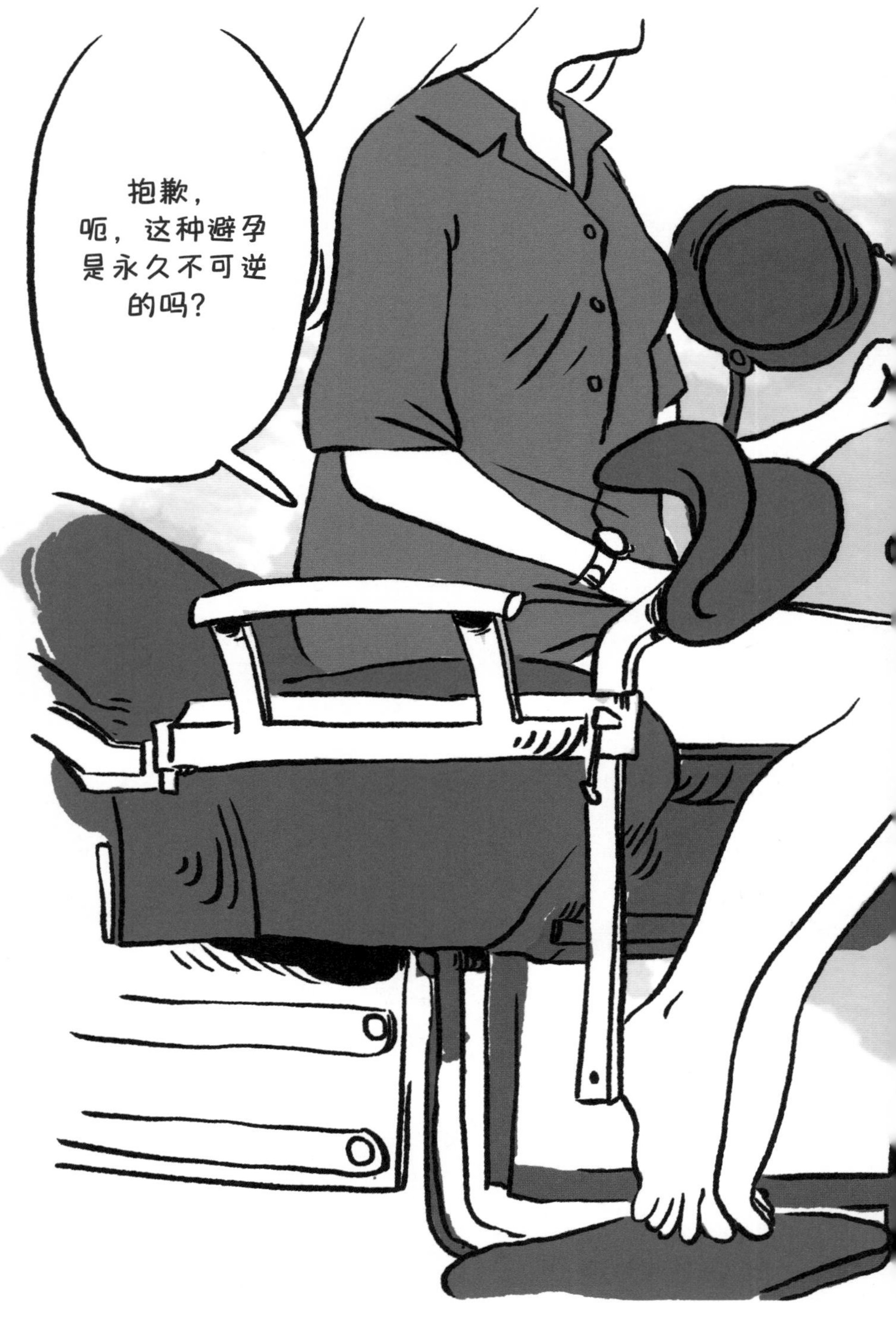
抱歉，
呃，这种避孕是永久不可逆的吗？

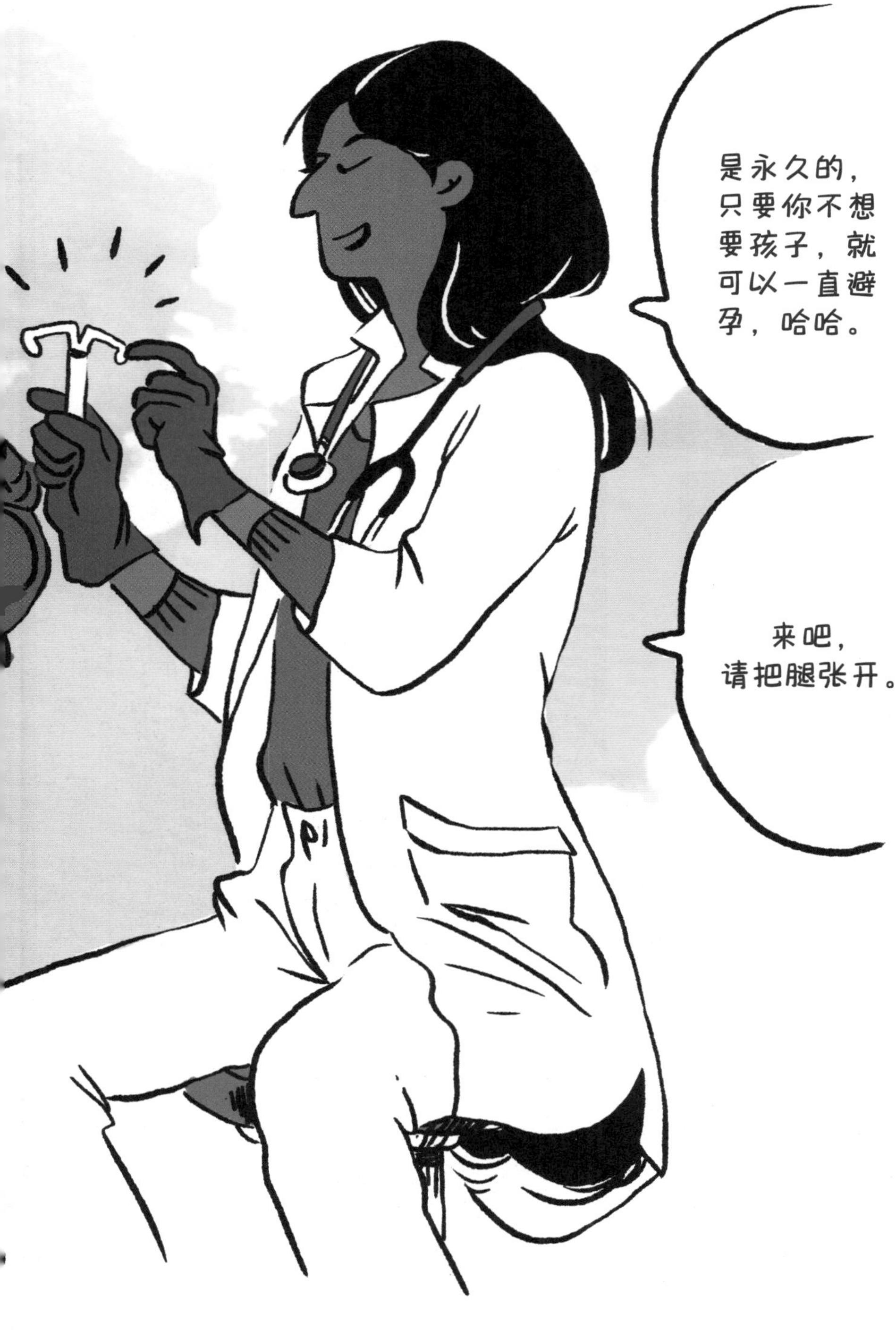
是永久的，只要你不想要孩子，就可以一直避孕，哈哈。
来吧，请把腿张开。

10

如何顺利地度过经期？

Comment
vivre ses règles
au naturel ?

月经给了我们一个很好的机会将注意力集中在自己身上。从象征意义上来说，这是挑选、清理掉不再适合自己的东西并开始新篇章的一种方式——当然，这在一切顺利的时候更容易做到……在忍受月经带来的不适和痛苦与服用抑制月经的药物之间，还有第三种方法：在自然疗法、传统中医或阿育吠陀（印度传统医学）的指导下掌控自己的生活方式。这些方法建议通过自然调理（饮食、静心、睡眠、运动、植物等）来重新达到身体的平衡。所以，了解身体如何运作并成为自己健康的参与者非常重要。在我看来，这更多是一种生活哲学，一种对自己内在需求的认识，是随着人的生活而建立起来的。下面我将概述关于月经失调最常见的一些自然解决方案。除了具有激素作用的植物，大多数建议即使在服用激素避孕药期间也可以采用。

痛经（经期疼痛）

痛经有两种类型，它们有不同的原因。

原发性痛经：一到经期就会疼痛。

前列腺素过多，因此促使子宫收缩的激素就会减少，宫缩就变得非常痛苦。炎症性饮食（过量的糖、不良脂肪或缺乏欧米茄 -3 和微量元素）和慢性压力是促炎性前列腺素过多的主要因素。

盆腔充血，是指静脉血回流子宫的情况不佳，有时甚至会出现盆腔静脉曲张：静脉扩张并导致血液回流。这种血液回流减缓产生的压力也会带来痛苦。当骨盆得不到新鲜血液的充分滋养时，韧带就会发炎，器官就会充血，也会感到疼痛。最后，也有可能是静脉曲张或静脉功能不全，原因与腿部肌肉沉重相同：缺乏运动、弓形或驼背姿势、久坐等。

继发性痛经：之前没有痛经情况，突然开始出现痛经。需要去医院进行诊断，因为虽然这种情况可能与原发性痛经相同，但也可能是子宫内膜异位症、子宫腺肌病、纤维瘤甚至性传播疾病。即使功能性的囊肿（即良性的，通常会自行消退），也可能会变得很大，导致组织受到压迫：痛经可能会更严重，也可能影响到背部或肩膀。

在排除所有妇科疾病因素后，可以采用一些自然疗法缓解疼痛。

轻微疼痛：

- 用热水袋敷小腹；
- 将两滴枫树精油稀释在一汤匙澳洲坚果或榛子的植物油中，按摩下腹部。

中度疼痛：坚持以下疗法 3 到 6 个月，从月经周期的第 14 天到最后一天。

- 每天口服 300 毫克第三代补镁剂（最好是双甘氨酸镁），有助于放松子宫并促进激素平衡；
- 口服 1 至 2 克月见草油，其中含有具抗炎特性的欧米茄 -6。

疼痛剧烈：可以用一些猛药。大麻二酚（大麻的一种非精神活性分子）可以缓解许多女性的痛苦，但如果这还不够，别犹豫，直接用传统止痛药。确实，一旦开始疼痛，就会越来越痛！这是由调节敏感性阈值的介质（细胞因子、前列腺素）控制的：等待的时间越久，就越难将痛感降到零。这就是为什么推荐在预测经期的前一两天服用大麻二酚。至于传统药物，如果可能的话，可以尝试坚持使用扑热息痛和解痉药，因为抗炎药通常会产生反弹效应，导致更多的慢性炎症。总而言之，度过经期并不意味着自我放纵或是强忍痛苦。

不管怎样，自然治疗痛经的最好方法就是在非月经期提前做好准备！例如，抗炎饮食会减少促炎性前列腺素的产生，并促进抗炎性前列腺素的产生。

避免食用	推荐食用
腐败的氢化脂肪或过量的饱和脂肪 精制谷物 甜食 过度加工的食品 工业酱料、垃圾食品 过量的盐	富含欧米茄 -3 的脂肪（多脂鱼类，如鲭鱼、鲱鱼和沙丁鱼；坚果，如油籽、核桃） “半精制谷物”和全谷物，优先选择无麸质谷物 绿叶蔬菜（菠菜、芝麻菜、瑞士甜菜、卷心菜等） 富含钾的食物（香蕉、干果、黑巧克力等） 黄体酮合成所需的多种蛋白质

最后，2011 年的一项研究表明，针灸治疗经痛比消炎药更有效。不管是中度痛经还是严重痛经，没有理由不去试试（也许除了害怕扎针？）。

调整经期流量

经期流失的血液数量和质量在一定程度上反映了身体的激素平衡情况。经血太少或呈粉红色表明缺乏雌激素，这可能会导致生育问题或情绪问题。相反，经血过多表明雌激素过多，但也并不意味着生育能力强，也可能是贫血（即缺铁）的结果。月经量过少或过多可以试试以下建议（但如果是由激素避孕引起的则不适用）：

增加月经量：首先，检查饮食是否满足日常营养需求，特别是优质蛋白质和脂质——尽管它们饱受污名，但它们就是合成激素的基本原料。锌和 B 族维生素也很重要。如果以上还不够，还可以借助下列方法帮助身体分泌更多的雌激素。

- 覆盆子提取物：没有激素作用，但可以使卵巢和子宫恢复活力。每天最多 30 滴，用一杯水稀释。

- 鼠尾草酊剂：具有雌激素样作用。有激素依赖性癌症病史、服用激素避孕药、怀孕或哺乳期的女性禁用。在月经周期的前半段，每天最多 90 滴。

- 啤酒花酊剂：类似雌激素，帮助放松，比鼠尾草更适合睾酮过多的女性。有激素依赖性癌症病史、服用激素避孕药以及正在怀孕或哺乳的女性同样禁用。在月经周期的前半段，每天最多 60 滴。

雌激素过多 = 危险

无论是天然的还是合成的雌激素，超过一定阈值都具有致癌性。这就是为什么除了激素避孕，或者有激素依赖性癌症病史的人，都不建议服用。这也是雌激素占主导（一种很常见的激素失衡）的女性更容易患乳腺癌、卵巢癌或子宫内膜癌的原因。

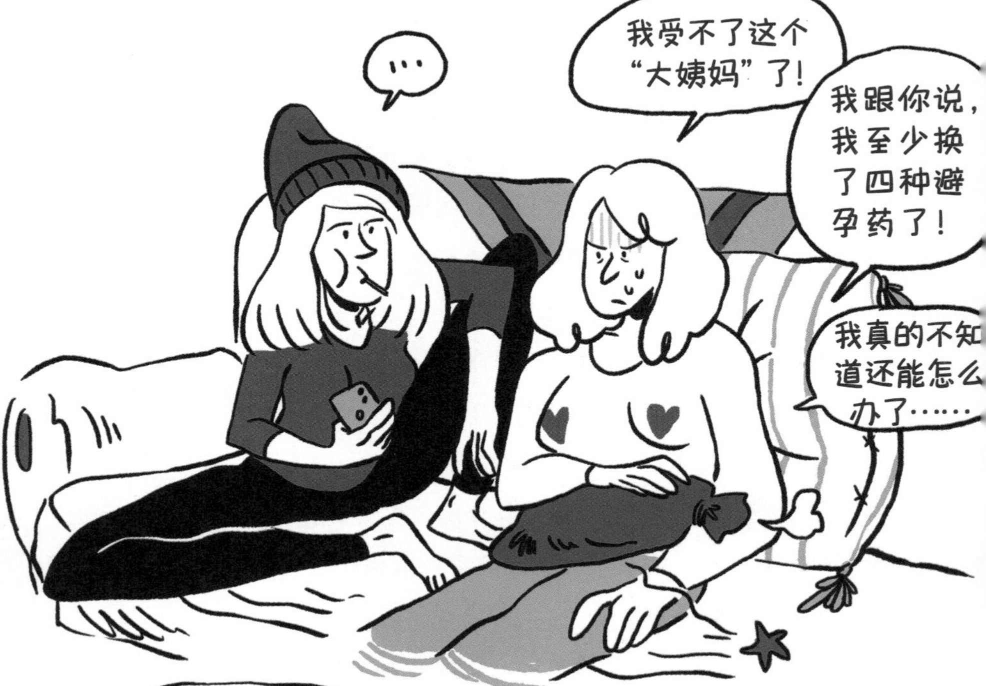
…
我受不了这个“大姨妈”了！
我跟你说，我至少换了四种避孕药了！
我真的不知道还能怎么办了……

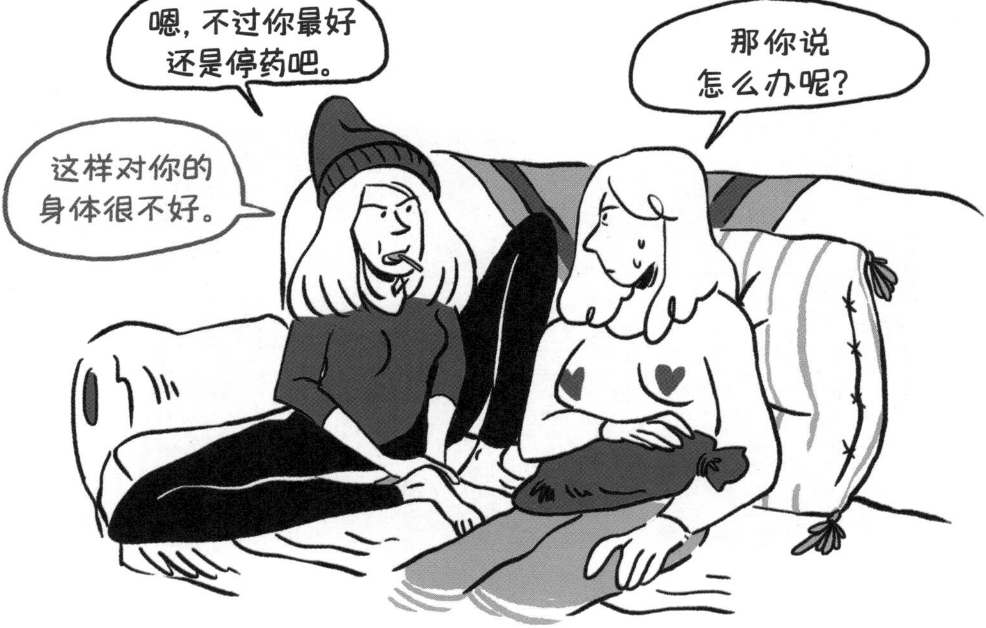
嗯，不过你最好还是停药吧。
这样对你的身体很不好。
那你说怎么办呢？

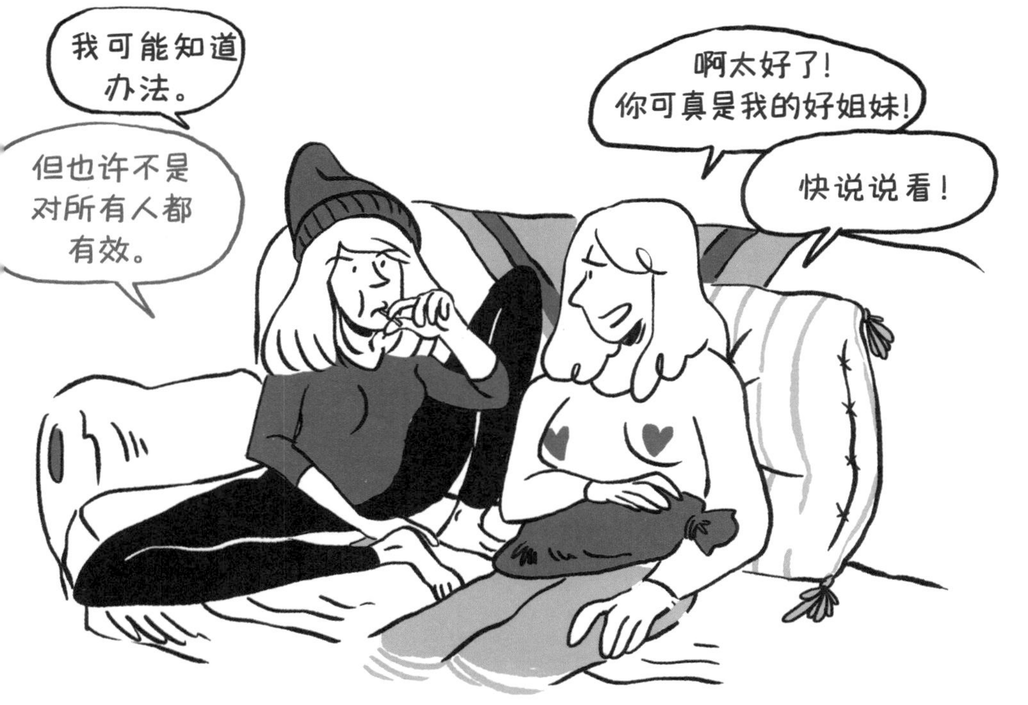
我可能知道办法。
但也许不是对所有人都有效。
啊太好了！你可真是我的好姐妹！
快说说看！

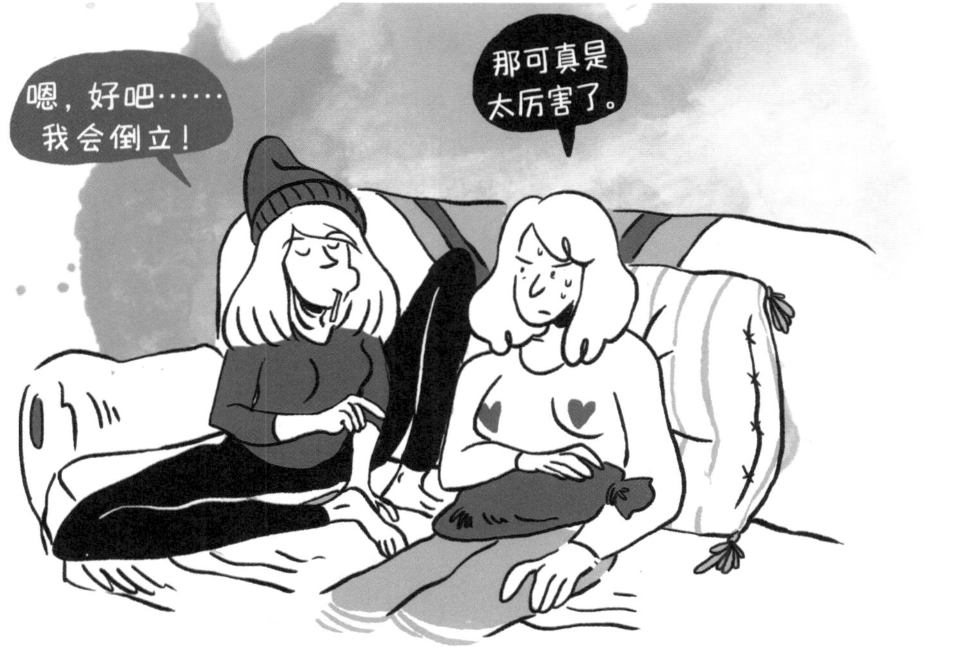
嗯，好吧……我会倒立！
那可真是太厉害了。

减少月经量（贫血的情况下）：如果你缺铁或贫血，可以多食用一些富含铁的食物（贻贝和动物产品中铁的可吸收率高达20%，扁豆、海藻、芸豆、黑豆、鹰嘴豆、菠菜和杏干中也含有铁）。保证维生素C、B6、B9、B12的摄入，这些物质促进铁的吸收。茶和咖啡具有铁螯合作用，即它们会抑制肠黏膜对铁的吸收；富含钙的食物，尤其是乳制品也是如此。最后，如果肠黏膜患有慢性炎症，就无法高效吸收铁。不管哪种情况，都可以补充以下物质：

- 螺旋藻：蛋白质和铁的良好来源，在整个月经周期中服用。注意选择有机且不含重金属的。
- 荠菜酊剂：止血，减少月经量。月经期间服用，每天5至15滴，用一杯水稀释。

减少月经量（雌激素过多的情况）：在没有贫血的情况下，如果有雌激素过多（月经前胸胀、月经周期长或不规律等）的迹象，可以通过食用富含硫（大蒜、洋葱、生的或刚蒸的卷心菜）和纤维（全谷物、生蔬菜）的食物来帮助肝脏和肠道清除过多的雌激素。在周期的第3天到第15天之间，有一些植物可以助你一臂之力：朝鲜蓟、黑萝卜、蒲公英、锦葵……选择太多了！以安瓿剂形式服用（每天1~2滴）或以母酊剂形式服用（每天最多90滴）。

骨盆的活动对于输送营养血液也很重要！前文提到的阿维娃的方法和月神瑜伽是调节月经流量、减轻疼痛和保持激素平衡的极好方法。

另一方面，如果出现任何异常，出血或突然出血，并伴有疼痛、发烧或其他不适感觉，应立即就医。

经期偏头痛（月经期间的头痛）

前面已经提到：前列腺素（炎症调节剂）是黄体期子宫内膜分泌的，它导致黄体酮下降，然后导致子宫收缩。然而，有时它们会“热情过头”到达大脑，导致血管收缩和头痛。抗炎饮食（详见第10章）可以改善这种情况。

如有需要，你可以使用小白菊酊剂（别和罗马洋甘菊或洋甘菊混淆），每天最多70滴，在一杯水中稀释，并在头痛期间分两次或三次服用。

血清素（幸福的神经介质）的分泌也可以缓解头痛。建议食用富含色氨酸的食物（糙米、香蕉、黑巧克力、鸡蛋、大豆和其他豆类），色氨酸是血清素的前体。如果想效果更好一些，可以考虑补充5-羟色氨酸（也是血清素的前体），每天100~600毫克——每天超过100毫克时，需要征求医生的意见。

圣约翰草也可以促进血清素产生，但在服用药物（包括避孕药）期间禁用。且圣约翰草具有光敏性：必须定期在面部和手部涂抹防晒系数为50（SPF50）的防晒霜，避免出现晒斑。

排便问题

前列腺素不仅会渗入大脑，还可以进入肠道并引起一些消化系统的问题！三分之一的女性在月经期间会出现腹泻，但敢于公开谈论这个问题的人没有多少。不得不说，粪便和月经正在竞争谁才是身体禁忌领奖台上的第一名。

如果说抗炎饮食是减少腹泻和肠道疼痛的好方法，那就和我前面说的内容自相矛盾了，不是吗？那么，让我们看看如果出现腹泻我们还能做什么：

• 限制可溶性膳食纤维的摄入量，它会刺激肠道并导致稀便和腹泻。因此，不要食用过多生蔬菜和全谷物！

• 洋车前子：饭前将一汤匙车前子稀释到一杯水中饮用。逐渐增加剂量，直到肠道运作明显改善。洋车前子含有可溶性膳食纤维，其黏液可以调节粪便的含水量。如果每天服用三汤匙后仍不见好转，则建议改用另一种方法。

• 益生菌：副干酪乳杆菌、嗜酸乳杆菌、双歧杆菌对治疗腹泻效用最佳。如果腹泻伴有疼痛，则优先选择嗜酸乳杆菌和罗伊氏乳杆菌，这两种菌对肠道受体有抑制作用。想要获得持久的效果，最好在餐前 30 分钟空腹服用益生菌，并持续服用三个月（服用后避免喝热饮，高温会破坏益生菌中的有益细菌）。

疲劳

如果仅在月经期间出现疲劳，则可能是生理性的（这是正常的）。人们通常会摄入过量咖啡因和其他兴奋剂来改善疲劳，但这只会进一步消耗身体。打个比方，把我们身体的能量想象成储备的水，兴奋剂只会打开水龙头，让水流的速度更快更猛，而储备也会消耗得更快。每天保持高效是违反身体本能的，填补储备的唯一方法就是休息。

如果不能休假（因为大多数国家都没有月经假），最好让自己放松一下。如果是你，会对因处在经期已经疲惫不堪但仍需上班或照顾孩子的女性朋友说些什么？如果是我的话，我会告诉她少花点精力在当天的工作上，按照自己的节奏来就好。如果我在月经期，我会经常自言自语，这个声音就会成为我脑海中占上风的小人儿。

月经后几天，雌激素水平会上升，随之而来的是一种新的、容光焕发的能量。但是这些能量波动是周期性的，明白这一点有助于我们正确看待这件事。换句话说，所有事物都有自己的节律，而月经期或许就是放慢脚步的时候。

另一方面，如果是长期的疲劳，并且会在月经期间加剧，问题有可能出在其他地方，需要咨询医生了解原因，并制定更合适的解决方案。但是如果医生认为一切都没什么问题，那么也可以为自己量身定制一套自然疗法方案。

霉菌病和慢性阴道病

阴道絮状物由杆菌、细菌和酵母组成，它们与阴道细胞共生，又保护和滋润阴道细胞，并促进新陈代谢。大多数情况下，为了抵御外来入侵物，阴道絮状物的 pH 呈酸性（3.9）。但阴道 pH 并不是一成不变的：在排卵、性行为和月经期间，pH 会上升到 6 至 7 之间。

如果身体敏感度较高（通常是雌激素过多、服用雌孕激素避孕药、长时间使用抗生素或可的松），月经可能会加剧这种不平衡。以下这些方法可以降低霉菌病和阴道病的风险：

• 慢性霉菌病与缺硒有关。每天食用一些巴西坚果可以一定程度上弥补。由于这些坚果很容易被氧化，最好将它们保存在阴凉处的不透明容器中。

• 每天使用以透明质酸做基底的私处保湿凝胶，减少阴道干燥和炎症风险。注意选择有机产品，不含香料和内分泌干扰物。

• 使用益生菌阴道栓剂，并在局部抗生素或抗真菌治疗后规律使用。如果复发状况明显，益生菌栓剂治疗可以延长至三个月。

“你怎么这么多事儿，你是来‘大姨妈’了吗？”

所有女性一生中至少听过一次这句话。就好像我们歇斯底里，是因为只有我们的子宫能调节我们的情绪。是的，经期会让我们感到疲倦。是的，月经确实会让我们烦躁。

但是，月经不是唯一影响我们身体的因素。隐藏在此类言论背后的冷嘲热讽和陈词滥调实在让人受不了。还应该指出的是，在平等的情况下，人们认为男性和女性是不同的：

- 男人是专制的，女人是歇斯底里的；
- 成为商业领袖的男人是成功的，但全身心投入职业生涯的女人会被指责为自私；
- 人们说到母亲时，会说她们“照顾孩子”，但提到父亲则是“看孩子”。

简而言之，将女性的一切都归因于“月经”是一种对现实的偏见和过于简单的看法。为了实现性别平等，需要解开这些偏见。如果你被人“指责”来月经，直接这样回复他们：

- “我的大脑长在头上，而不是在两个卵巢之间！”
- “那么你，你又有什么理由问这样愚蠢的问题呢？”
- “你似乎对我的私事很感兴趣。如果你愿意的话，要不下次我给你留一个用过的卫生巾，你自己看看？”
- “你知道我的激素与你无关吗？”
- “是的，顺便说一句，如果你想给我一些卫生巾或者棉条，那就谢谢你了。”

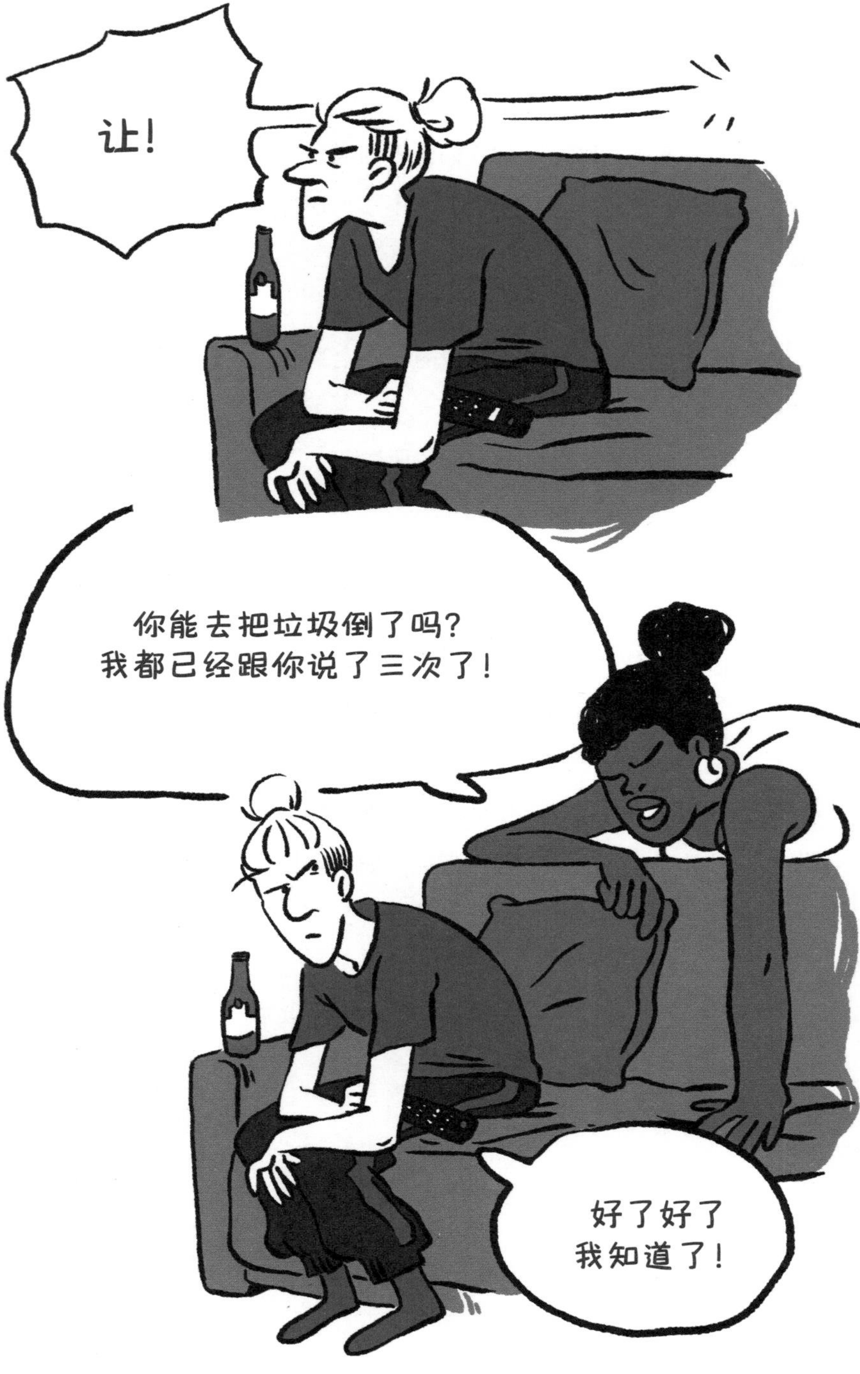
让!
你能去把垃圾倒了吗?
我都已经跟你说了三次了!
好了好了
我知道了!

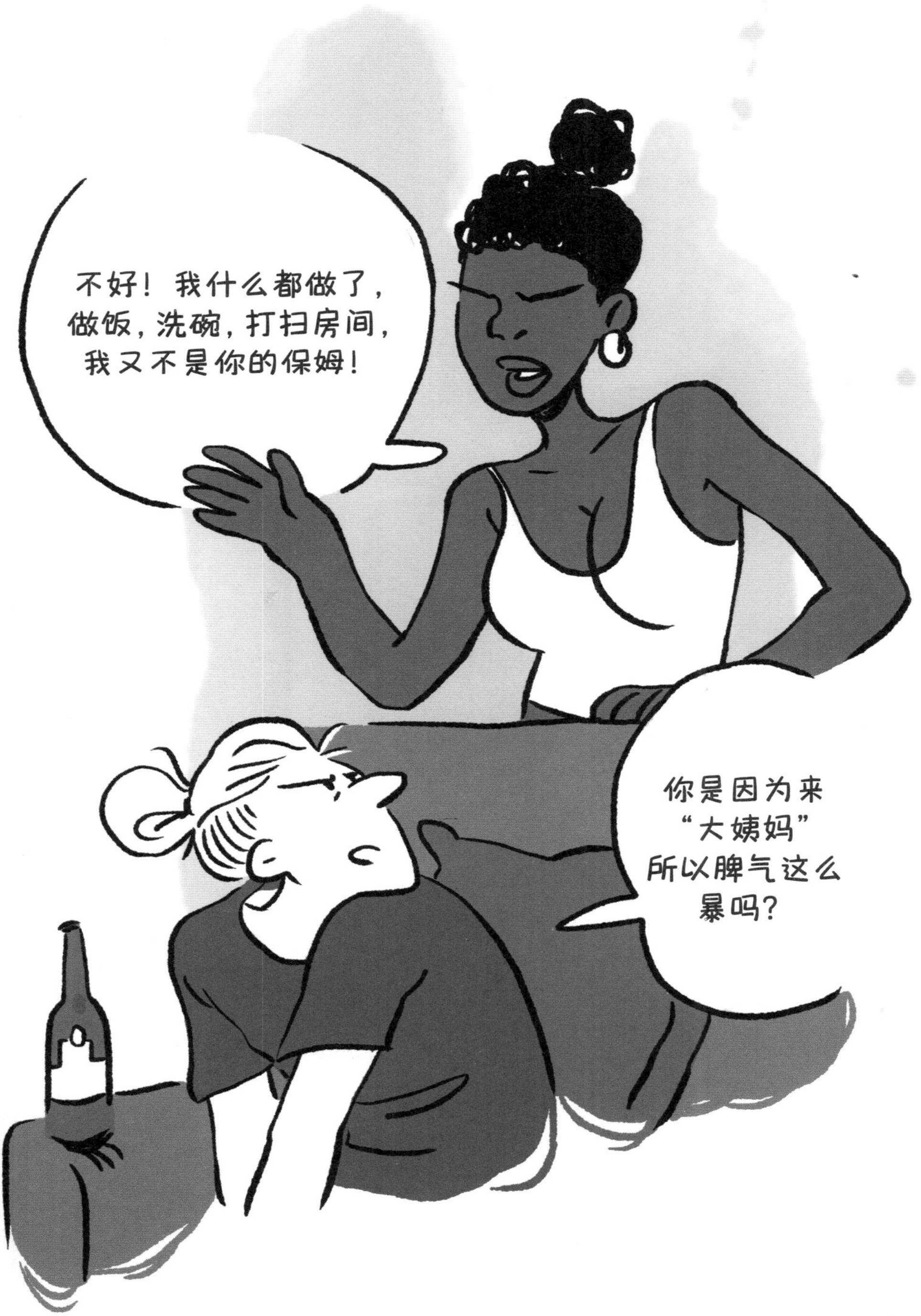

不好！我什么都做了，做饭，洗碗，打扫房间，我又不是你的保姆！
你是因为来“大姨妈”所以脾气这么暴吗？

11

如何应对经前综合征？

Comment
mieux supporter
le SPM ?

经前综合征是指经期前经历的一系列症状：疲劳、烦躁、过敏、抑郁、对食物的渴望、痤疮、乳房胀痛、消化不良、经前疼痛……这些症状会持续一天到两周，每个女性的具体情况不尽相同。根据心理学和传播学研究员兼教授马尔蒂耶·哈兹尔顿（Martie Haselton）的说法，这更像是一种经前策略，而不是一种综合征[①]，我基本上同意这一观点。

黄体期是所有策略的核心

如果经期长度因不同女性以及不同周期而异，那么它与以下因素有关：

- 所处的环境；
- 身体的其他器官；
- 食物；
- 免疫系统；
- 外界压力。

我们也会提“女性红外线节律”，类似构成我们身体生物钟的昼夜节律。因此，这一策略会直接关系到我们的生存。

① 马尔蒂耶·哈兹尔顿，《激素背后的智慧》，钢托出版社，2018。

让我们回到人类诞生之初，当时的环境是充满危险的：作为人类，生存的机会原本就比较少，而怀孕会进一步降低女性的生存概率。一个需要照顾、带领和保护的人类幼儿，对于每个家庭成员的生存概率都有削弱作用。那个时候不存在去附近的杂货店买东西养活自己，人类需要更多的时间和精力来采摘和狩猎。而且随着要养活的人口数量的增加，情况会变得更糟！除了没有食品杂货店，没有约会应用程序也令人感到遗憾（当然，有的人不会）：人类还必须投入更多的时间和精力来寻找伴侣，在保证自己生存的条件下，使人类能够延续。

事实上，这些行为活动都需要人类耗费时间和精力：

- 寻找伴侣；
- 哺育后代。

而这一切都是在一个具有潜在危险的环境中进行的！

因此，为了保证生存和生育的机会，在易孕期间，身体会给予所有有利于生育的行为优先权。

排卵前（易孕期）：身体的新陈代谢的逻辑是寻找伴侣，保证身体的生育机会。身体不容易感到饥饿（因此用来采集和狩猎的时间更少），储存更多的脂肪，精力充沛且心情愉快（这样有利于与异性伴侣建立联系）。

排卵后：受孕的窗口期关闭，孕酮的水平导致一切都发生了变化。身体不再急于寻找一个异性伴侣。另一方面，子宫为受精卵的到来做好了准备：营养丰富的血液进入子宫内膜，这会消耗身体大量的能量，燃烧更多的卡路里，也让我们感到更饥饿。从某种意义上说，采摘和狩猎再次成为身体的首要任务。在社会层面，会更多地接触女性同伴和寻找潜在的家庭伴侣。

但就目前而言，这种现象仍然无法解释经前综合征。身体到底发生了什么变化？黄体酮（黄体期分泌的激素）和皮质醇（应激激素）之间存在竞争：这两种激素由孕烯醇酮分泌。身体承受的压力越大，分泌的皮质醇就越多，而用来分泌黄体酮的孕烯醇酮就越少。毫无疑问，身体面临着一种策略选择，让我们在必须确保一个幼小的生物生存之前，先确保自己的生存：黄体酮越少，黏膜的质量就越差，受精卵植入子宫的机会就越小。在 21 世纪，面对危险时，我们的身体仍然会像数万年前面临逃跑、野生动物攻击或饥饿等问题时一样做出反应。如今，压力无处不在，并以新的形式出现，但是黄体酮似乎还没有得到重视！许多女性都缺乏黄体酮，虽然并不严重，但足以导致经前综合征。

保证黄体酮

面对卵巢激素的不平衡，医生只是再次给我们提供避孕药和合成孕激素。然而，自然疗法提供了一些非常有趣的线索，值得探究。黄体酮自然分泌需要三个先决条件：

- 排卵后，因为卵子排出后，格拉夫卵泡的残余部分可以促进黄体酮的分泌；
- 我们的日常饮食提供蛋白质、维生素 B6 和镁；

• 做好压力管理，否则可能会分泌更多的皮质醇，黄体酮分泌更少。

我们经常将压力和负面情绪联系起来。确实有一个压力量表，其中亲人去世和婚内分居得分最高。在压力量表中，婚姻排在第七位，远远高于退休和经济困难。在法国，婚姻通常是一件快乐的事情！就像去度假一样，这也会改变许多女性月经开始的时间。其他因素也会提高皮质醇水平，例如饮食：甜食、咖啡和节食。可以说，我们每个人每天都面临着压力，而仅仅像一些亲戚或医生笨拙地建议的那样“减少压力”是不够的。经前综合征影响了近一半的女性，但可能并非在每个周期都会感受到。此外，相比于当前周期，压力水平对接下来的一两个周期的影响更大，就像一颗定时炸弹。

维持正常的皮质醇水平有助于在月经周期保证黄体酮的正常分泌。尽管压力无可避免，我们仍然可以通过练习以下技巧来防止身体分泌过多的皮质醇激素：

• 每天进行 30 分钟的体力运动（注意，超过这个时间，身体就会开始分泌皮质醇！）；

• 以心脏连贯性的速率呼吸，即每分钟呼吸 5 次，持续 3 至 5 分钟；

• 温和放松的身体活动、在森林中散步甚至性高潮带来的快感都有助于降低皮质醇；

• 服用补镁剂，可有效维持皮质醇和黄体酮之间的平衡，并在经前疼痛时帮助子宫松弛；

• CBD 和适应性植物（如刺五加或红景天）也能促进皮质醇恢复到正常水平。

还有类似黄体酮作用的植物，有助于维持黄体酮水平来减轻症状。与所有具有激素作用的植物一样，患有激素依赖性癌症、服用激素避孕药、怀孕和哺乳期的妇女不能使用。

理想情况下，在月经周期的第 8 天到第 21 天（超过 28 天的月经周期从第 10 天到第 24 天）服用这些植物药剂，而不是连续服用。

• 西洋蓍草酊剂：除了促进黄体酮分泌，还具有解痉、抗疲劳和促进血液循环的作用。每天最多可服用 90 滴，用一杯水稀释。

• 斗篷草酊剂：性质与西洋蓍草酊剂相似，还可以调节卵巢黄体酮的分泌。每天最多可服用 90 滴，用一杯水稀释。

• 牡荆酊剂：当其他疗法无效时，可以考虑选择牡荆，它对促性腺激素脉动有调节作用，作用于垂体（详见第 3 章），所以很少会直接引起大家的关注。与传言相反，即使是计划怀孕或患有多囊卵巢综合征的女性也可以使用这种植物酊剂，但要注意间断服用①。每天最多可服用 60 滴，用一杯水稀释。

这些植物酊剂可以相互混合，但在这种情况下，总量需要减少到每天最多 90 滴，最好在两餐之间分成三次服用，每次稀释在一杯水中。

① 让 - 米歇尔·莫雷尔，《关于草药、芳香疗法、宝石疗法的实用论文》，格朗谢，2010。

黄体酮、情绪和对食物渴望

晚上吃一块黑巧克力对于普通人来说可能是一种偶尔为之的乐趣，但是对于其他一些人来说，它可能是月经前的一种无法抑制的冲动。

排卵后，子宫内膜的营养更加丰富，身体会燃烧更多的卡路里。所以，更饥饿是一种生理现象！每天进餐时额外摄入 80 至 280 卡路里的量，就足以平息这种食欲。这相当于三个鸡蛋、一份红豆或半公斤西兰花！换句话说，为了减少对食物的渴望，我们得接受自己在月经前和月经期间会吃得更多的事实。

我们对食物的渴望转向安慰性甜食和淀粉类食物，是因为这些食物改善了一种非常重要的氨基酸在大脑中的通过——色氨酸。这种色氨酸会促进分泌血清素和褪黑激素，这是一种促进健康和睡眠的神经递质。在排卵前，雌激素会增强这些作用。

在我们增加的热量需求和我们的情绪补偿机制（神经递质）之间，在经前阶段对某些食物的渴望只是生理上的。所有那些要求我们“不要屈服于诱惑”的饮食计划似乎都忘记了处于经期的人正在经历什么！相反，在黄体期食用升糖指数较低的淀粉类食物（其糖分缓慢通过并避免胰岛素飙升和随后的反应性低血糖）可以减轻经前综合征的症状，这是肯定的。但是，如果我们用甜食来补偿，或者忽视额外的热量需求，反而更有可能患低血糖，出现下面这些情况：

- 疲劳；

- 烦躁；
- 注意力不集中。

因此，虽然我们说的主要是多糖（谷物、面食、全麦面粉、豆类），但也不能忽视蛋白质（蛋白质也可以合成神经递质和黄体酮——豆类很好，因为它同时含有这两种物质）、脂肪酸（尤其是欧米茄-3）以及绿色蔬菜的作用！

黄体期、大扫除与婚姻纠纷

终于摆脱月经前对食物的极度渴望后，还是有一些东西挥之不去：我的狂躁本性在经期前就已经倍增（哎！）。我意识到自己不是唯一的一个。其实这一切都可以通过月经周期的激素和物种延续理论来解释。

胚胎植入内膜后，免疫系统不会将其误认为是外来入侵物并将其清除。确切地说，正是黄体酮在黄体期降低免疫系统的活跃度，才避免这种情况的发生。如果我们在接触最细微的细菌或病毒时就生病了，对身体没有任何意义，因为这种微小的入侵很可能是怀孕周期的开始。所以黄体酮让我们对健康风险更加敏感：

- 排卵后，我们觉得淋浴间需要彻底清洁，而几天前我们什么都不管直接就在里面洗澡；

• 黄体期的时候，在冰箱里放了四天的汤对我们来说可能不太对胃口，但如果是在卵泡期我们肯定直接就喝掉了；

• 黄体期，我们会避开想要接近我们的可疑陌生人，如果是在月经周期开始的几天，我们可能会对他报以微笑。

也正是因为黄体期免疫系统敏感性下降，患有慢性炎症性疾病的女性在黄体期才会有一丝丝幸福感。这是一段短暂的喘息，毕竟月经来之前引起前列腺素的分泌，一切就都重新开始了。

另一方面，如果婚姻关系在经期之前变得紧张，这与想打扫房间（或者让人来打扫）的想法无关，正如曾经有一个男人向我建议的那样。根据马尔蒂耶·哈兹尔顿的说法，身体仍然在使用生育策略，如果与伴侣发生性关系但没有导致怀孕，身体就会质疑这种伴侣关系，并把我们推向更广阔的新视野，给我们更多生育的机会。但是如今这个策略无疑已经过时了！

便秘：发生在黄体期

全身沉重、胃痛、心情不好、腹胀、上厕所时间长、无聊又痛苦……排卵期和经期之间发生便秘，其实仍然是受黄体酮的影响！

一般来说，黄体酮会促进子宫肌肉松弛。通过减少子宫收缩，提高胚胎植入的机会。

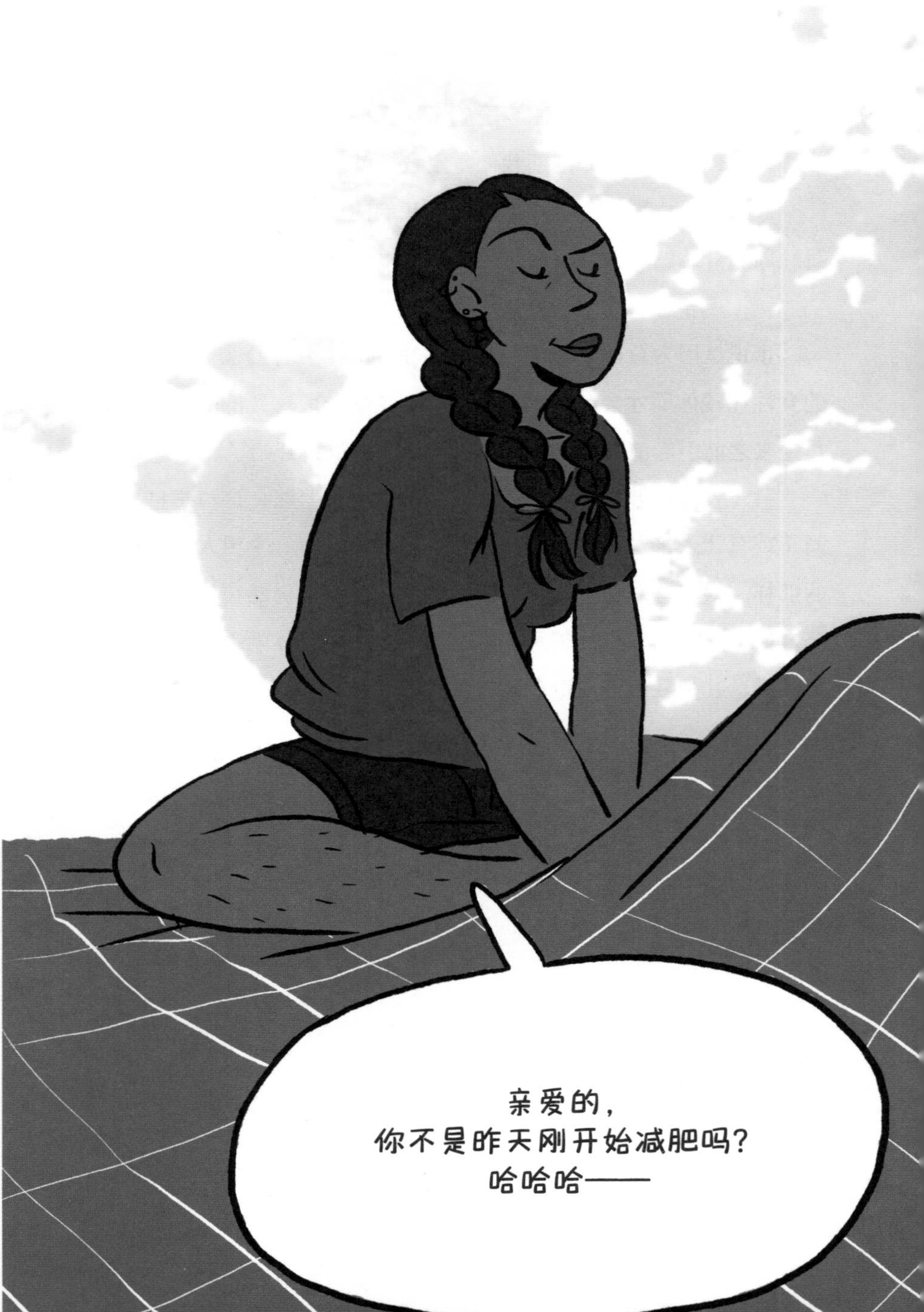
亲爱的，
你不是昨天刚开始减肥吗？
哈哈哈——

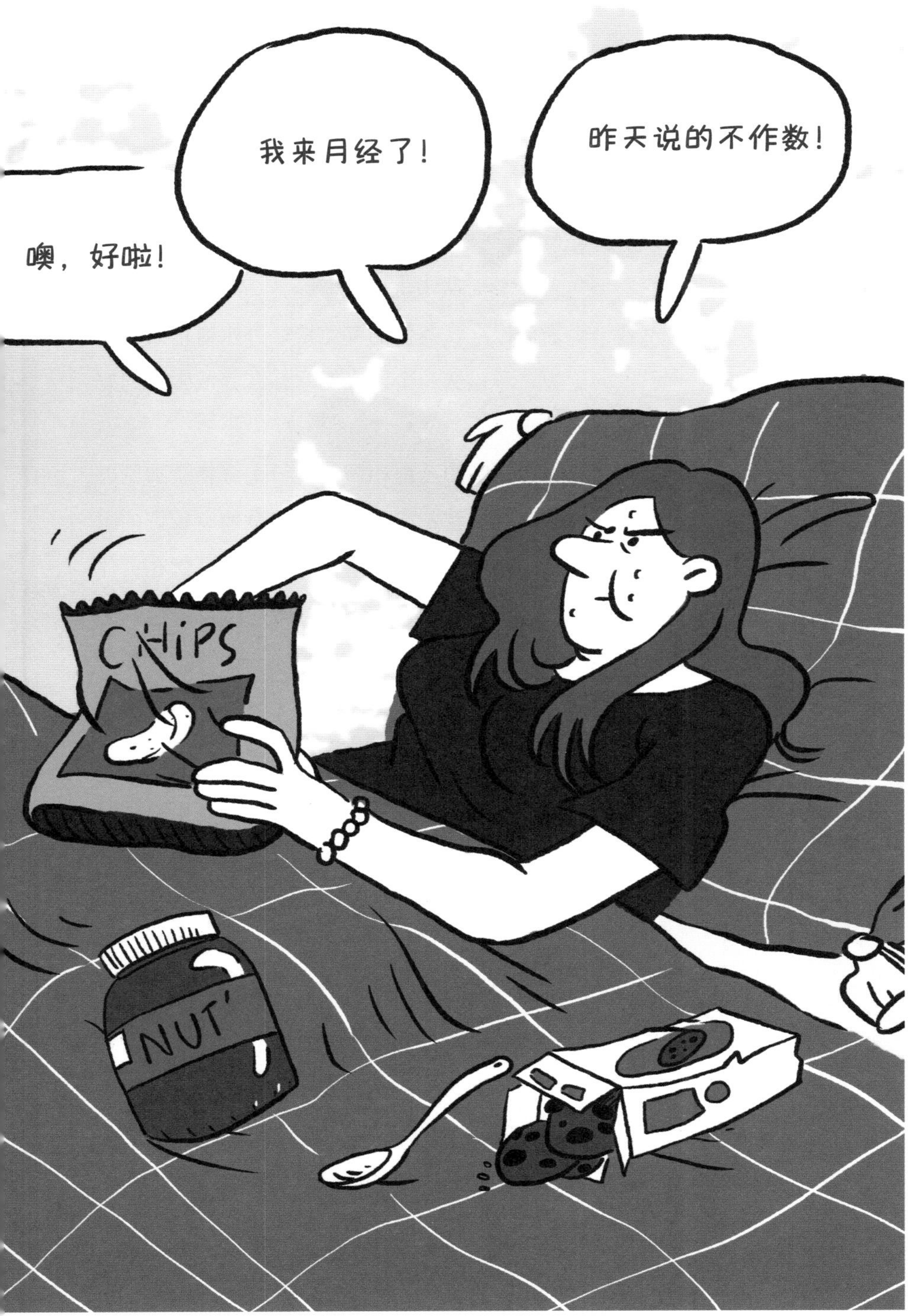
我来月经了！
昨天说的不作数！
噢，好啦！
CHiPS
NUT

有益效果：身体更容易放松。

主要缺点：肠道平滑肌也会受到影响……食物和粪便蠕动的速度减慢了，粪便集中、紧凑且很难排出。除了胀气和疼痛，摆脱便秘对于维持激素平衡也至关重要，尤其是在雌激素过多的情况下。

首先，我们需要关注饮食，尤其是水分摄入！每天至少喝 1.5 升水，如果达不到这个最低标准，其他的都免谈。补水对情绪、精力和注意力有积极的影响，所以买一个漂亮的水杯并养成喝水的好习惯绝对值得。

而在食物上，过多的不良脂肪、糖和精制淀粉类食物会加剧便秘，纤维和蛋白质则可以改善便秘：如果你对这些食物有较好的耐受性，可以在几天内增加生蔬菜和全谷物的摄入。豆类虽然在黄体期有一定作用，但必须根据具体情况决定是否补充，因为它们会促进肠道发酵。如果所有这些方法都不够，我们还可以尝试其他东西：

- 洋车前子：饭前将一汤匙洋车前子稀释到一杯水中饮用。逐渐增加剂量，直到肠道功能出现明显改善。洋车前子含有可溶性膳食纤维，其黏液可以调节粪便的含水量。如果每天服用三汤匙后仍不见好转，最好换用其他方法。
- 蒲公英酊剂：蒲公英对治疗肝源性便秘有效。在黄体期它可以发挥双重作用，排出肝脏中的雌激素代谢物，同时促进肠道工作。每天 60~90 滴，用一杯水稀释，饭前分成两到三次服用。
- 药蜀葵根和锦葵根：促进肠道排空，有效缓解便秘。
- 外用镁：干油形式，可用于按摩胃部和下腹部，每天一次。它具有三重作用，放松下腹部、促进排泄并为身体提供镁。然而，如果需要额外补充镁，我建议口服第三代补镁剂（详见第 10 章）。

• 益生菌：如果整个周期都存在便秘情况，推荐选择如长双歧杆菌、瑞士乳杆菌、乳酸乳杆菌和嗜热链球菌等菌株，这些菌株可以帮助增加排便次数和缓解肠道不适。

如果是经前焦虑症呢？

有一个人们知之甚少的现象：经前焦虑症——通常被描述为“更严重的经前综合征”。然而，患有经前焦虑症的女性并不一定会表现出激素失衡或雌激素占主导，尽管确实有可能存在这个问题。

经前焦虑症其实就是源于对激素变化更加敏感，而激素变化基本都与血清素（体内天然的抗抑郁激素）紊乱有关。

经前焦虑症的症状包括抑郁、焦虑和睡眠困难。18% 的女性受到影响，然而这种疾病诊断范围仍然有限。

不过经前焦虑症还是可以治疗的，无论是自然疗法还是服用化学药物——例如抗抑郁药。如果双管齐下效果会更好！

12

有哪些
经期疾病？

Quelles sont
les maladies du cycle
menstruel ?

有些疾病通过影响体内激素平衡来改变月经。在这方面，基本上没有比避孕药更好的解决办法了。下面我们一起来看看，经期有哪些常见的疾病，它们是如何发生的以及有什么自然的解决方案。

多囊卵巢综合征
的月经周期是什么样的？

对女性影响最大的病理性月经问题是多囊卵巢综合征，但是它和囊肿没关系！

多囊卵巢综合征主要有四种类型，不过所有患者都会出现大部分下列症状：

- 胰岛素抵抗：70% 的患者存在胰岛素抵抗。血糖水平居高不下，迫使胰腺分泌更多的胰岛素，肾上腺分泌过多的雄激素。
- 肾上腺疾病：肾上腺主要应对长期慢性压力，导致雄激素分泌过多，也可能与肾上腺疾病有关，例如库欣综合征。
- 炎症：激素受体不再发挥应有的功能，排卵受到抑制。
- 服用避孕药后的反弹：虽然雄激素水平保持在非常低的水平，但会出现反弹效应。

原理是一样的：由于两种垂体激素——促卵泡激素和促黄体

生成素无法协调，所以无法排卵。因此，成熟卵泡的数量继续增加。这就是多囊卵巢综合征造成身体状况混乱的原因，使卵巢出现“多囊外观”。只要不排卵，雌激素和睾酮水平就会继续上升，从而导致一些严重症状，例如多毛症、痤疮、体重增加以及糖尿病和心血管疾病风险的增加。而且只要不排卵，周期就会继续延长！对于多囊卵巢综合征患者来说，月经周期可能是一个相对正常的长度（28 到 35 天），也可以非常长（在最严重的情况下超过一年）。

目前的医学以一种二元对立的方式对待多囊卵巢综合征：

- 如果你不想怀孕：“吃避孕药”；
- 如果你有备孕计划：“考虑医学辅助生殖”。

这相当于否认了女性患这种综合征的症状和健康风险。此外，女性生育能力并没有完全被损害。

症状体温法是监测多囊卵巢综合征的一种比较可靠的方法，尽管某些情况下这种方法耗时较久。不管怎么说，有一件事是肯定的：这不是一种可以通过药物斩草除根的疾病，服药只能掩盖症状。面对代谢紊乱的问题，最好的办法仍然是尽可能改善生活方式。

为了改善（甚至在某些情况下根治）多囊卵巢综合征，需要关注饮食：

- 避免升糖指数较高的食物（精制谷物、糖果、果汁、苏打水、工业酱料）；
- 多食用抗炎食品（鲭鱼、沙丁鱼、核桃、亚麻籽油、牛油果、绿叶蔬菜、蓝莓、黑醋栗、肉桂、可可豆）；

• 食用富含铬（啤酒酵母、小麦胚芽、蛋黄、燕麦、西兰花、青豆、蘑菇等）和维生素 B8（啤酒酵母、蛋黄、核桃、杏仁、榛子、扁豆、小麦胚芽等）的食物；

• 苜蓿和啤酒花茶可能会帮助患有多囊卵巢综合征的女性激素水平恢复正常。

理想情况下，你可以找自然疗法医生根据自身多囊卵巢综合征类型制定最佳方案。但并不是所有的自然疗法医生都完全了解这种综合征的机制，因此最好找在此类内分泌失调方面比较专业的医生。

月经和子宫内膜异位症：联系和后果

子宫内膜异位症是子宫内膜在子宫外发育，与多囊卵巢综合征一样，这种病症波及十分之一的女性。卵巢、膀胱、结肠、膈肌甚至皮肤都会受到影响。当细胞增殖发生在子宫肌肉内部时，称为子宫腺肌病。

这种增殖的直接后果是细胞会在月经期间开始出血并产生慢性疼痛。根据病变的位置，子宫内膜异位症会导致消化功能紊乱、性行为疼痛，有时还会导致不孕。这种疾病的原因有很多，目前我们了解得很少，但已经知道的是，激素失衡和炎症会加剧子宫内膜异位症。

子宫内膜异位症一定会引起痛经？

错误。存在无症状的子宫内膜异位症，也存在在排卵时或性行为期间疼痛的子宫内膜异位症。此外，并非所有的痛经都是子宫内膜异位症引起的；但是当子宫内膜异位症导致痛经时，疼痛程度可能难以忍受。患有子宫内膜异位症的女性，生活质量大大下降。

子宫内膜异位症会导致不孕？

40% 的情况确实如此。如果卵巢和 / 或输卵管发生子宫内膜组织异位，导致子宫内膜异位症，如果子宫内膜质量较差或出现与之相关的排卵障碍，则可能会导致不孕。

避孕药可用于治疗子宫内膜异位症？

错误。月经周期停止后，黏膜就不再增殖，尤其是使用孕激素避孕药。为了保证卵巢得到完全休息，需要服用雌孕激素避孕药（或复合避孕药）。在这两种情况下，当停用合成激素时，可能会再次出现相关症状。

另一个传言是，怀孕后症状会得到改善。有些情况下确实如此，但不是百分之百，偶尔会出现相反的情况。

子宫内膜异位症和纤维瘤是同一种东西？

错误。但它们有一个共同点：它们都是在雌激素的作用下发育的。纤维瘤是由肌肉和纤维组成的良性肿瘤。当纤维瘤位于子宫内时，会引起剧烈疼痛和月经过多。当出现多个纤维瘤时即为子宫纤维瘤。但是纤维瘤也可能出现在乳房中。

促进孕激素和抑制雌激素的相关建议（详见第 11 章）以及抗炎饮食（详见第 10 章）都可以改善子宫内膜异位症和纤维瘤的状况。

救命啊！
我的月经会消失吗？

如果一个女性从未来过月经，我们称之为原发性闭经；当正常来月经的女性 6 个月或更长时间没有来月经时，我们称之为继发性闭经。

在某种程度上，不来月经的主要原因是没有排卵（因为是排卵导致来月经的）。除了器官异常或发育迟缓（原发性闭经）、大脑或生殖器受损或患病后（继发性闭经），在其他多种情况下月经周期也可能进入休眠状态。

压力过大

无论是情绪上的还是新陈代谢上的，慢性的还是急性的，压力都会使身体进入紧急模式。当身体认为处在危险环境中时，个人的生存优先级会高于生育。如果不能保证生存就不会排卵，因此也不再有月经。

营养不足

如果出现营养不足、过度节食或厌食等饮食失调的情况，身体就会进入一个类似的机制，有限的营养将主要用于身体的重要功能。如果食物营养摄入量不足，月经周期也会陷入休眠。

高强度运动

除了避孕药，许多运动员的闭经很可能是由前两种情况（压力过大和营养不足）共同引起的。

经过 40 分钟的体力活动，身体会分泌压力激素：肾上腺素和皮质醇。那么每周练习 8 小时或更多呢？幸运的是，我们的器官能够逐渐适应身体的需求。但需要补充一点，运动员尤其是女性运动员饮食失调的风险更高。此外，比赛期间也会减少热量摄入。

催乳素

催乳素又叫泌乳素，通过阻止女性过早恢复排卵的方式，来自然地间隔分娩（在史前时代，养育一个婴儿是很消耗能量的——当然，现在也是，但当时怀里抱着两个需要照顾的小婴儿，完全等同于将自己的生命置于危险之中）。

因此，纯母乳喂养的女性需要更长的时间才会恢复月经。

但你知道其他情况下分泌催乳素也会对月经周期产生完全相同的影响吗？哪怕这个女人还没有经历过母乳喂养！

- 当皮质醇长时间处于过高水平时。还有一些地方实行男性哺乳，其催乳素峰值是由情绪冲击引起的，例如伴侣在分娩时死亡或战争情况下营养缺乏。在中非，阿卡部落（Akas）确实实行着父亲哺乳喂养。
- 服用某些药物：抗抑郁药、精神安定药、某种众所周知的止吐药，以及雌孕激素避孕药！这些都有可能导致闭经，并且闭经可能持续数月到数年。
- 还有垂体腺瘤，通常是大脑中的良性肿瘤。

催乳素水平可以通过简单的血液测试来测量，与几年前的做法相反，测量前不需要任何休息，也不需要在特定时间采样。

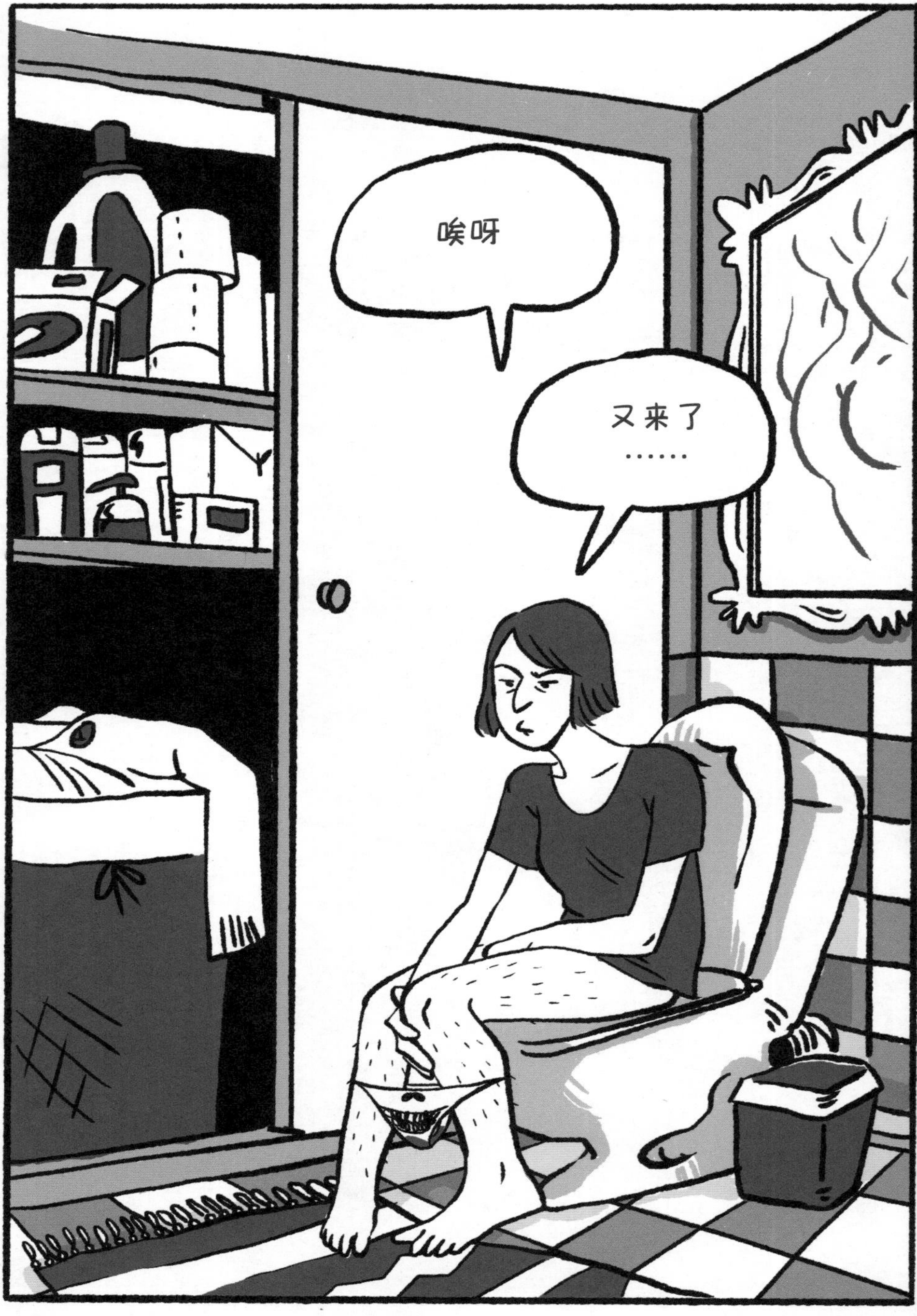
唉呀
又来了
……

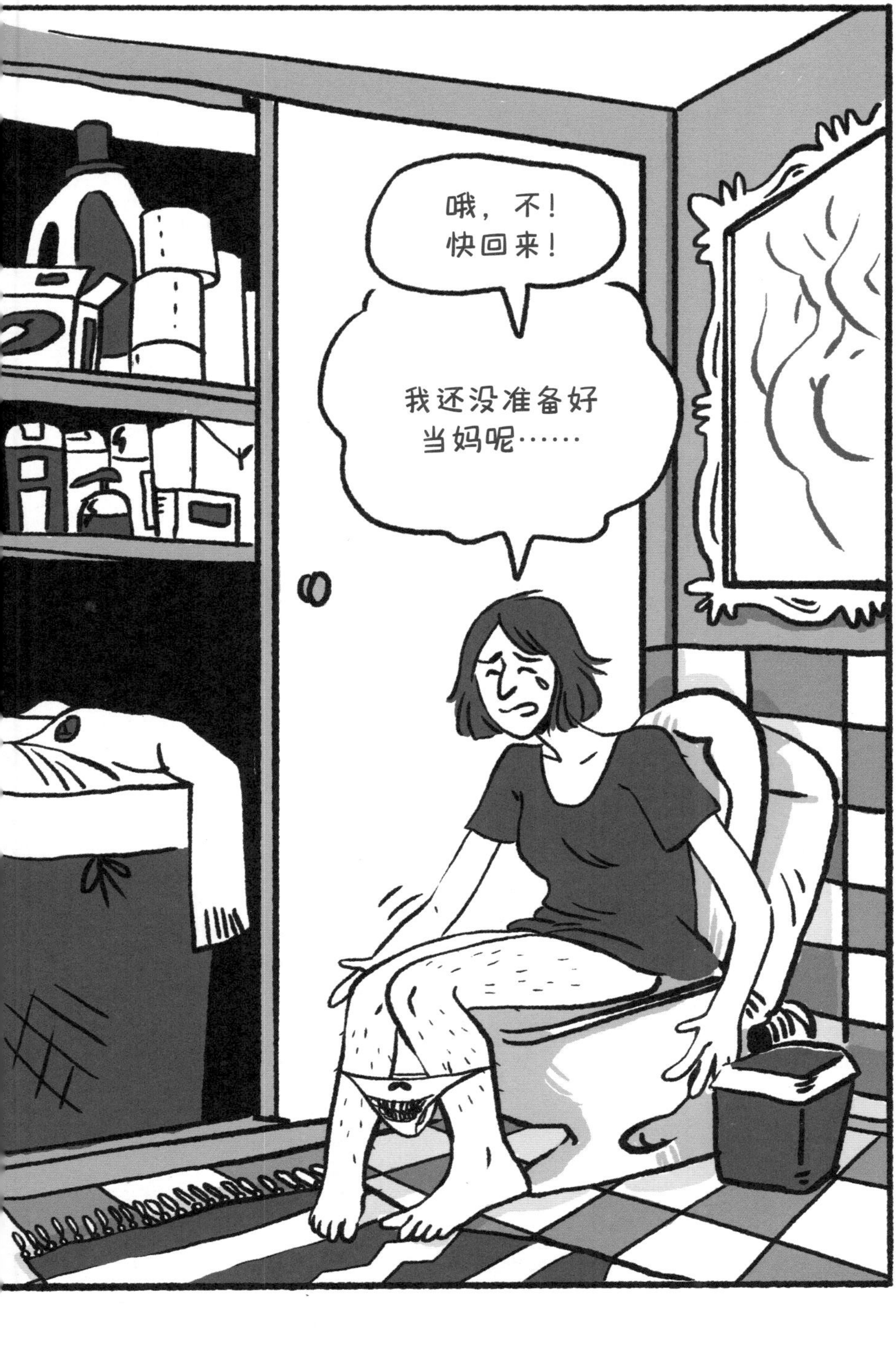
哦，不！
快回来！
我还没准备好
当妈呢……

13

血斑
是一个
需要解决的
问题吗？

Les spottings
sont-ils un problème
à résoudre ?

月经本身是排卵的生理性结果，但是月经之间也会发生其他类型的出血。

当出血量很大或伴有疼痛时，我们就称之为经期血崩。三分之一的妇科咨询都与此有关，原因可能包括：

- 子宫内膜异位症、子宫腺肌病；
- 子宫纤维瘤；
- 子宫息肉（增生），以及更罕见的癌症；
- 性传播感染（淋病、衣原体感染，可引起子宫内膜炎症并伴有不同程度的大量出血）。

另一方面，如果出血颜色较浅、呈棕色且没有特别疼痛，我们会称之为“血斑”（来自英语 spottings，字面意思是斑点）。不幸的是，你很有可能听到大夫说：“女士，这并不严重，我给您开点避孕药，60 欧元，好了，再见。”血斑出现的原因有很多，具体取决于是否使用激素避孕。

排卵期和黄体期不同步

这有点像雌激素和黄体酮玩龟兔赛跑的游戏，导致短暂的激素水平下降，在此期间子宫内膜无法得到充分的滋养。

该怎么办？

- 练习心率协调性（详见第 11 章）；
- 增加富含蛋白质食物的摄入量；
- 口服第三代补镁剂，例如双甘氨酸镁，每天摄入 300 毫克。

避孕

激素避孕药用量不当或从一种激素避孕药转换为另一种时也可能出现血斑。

怎么办?

如果几周后这种现象没有改善，就需要咨询医务人员（包括助产士、妇科医生、全科医生），他们将会给出另一种更合适你的避孕方法。

性行为

子宫颈是身体上很敏感的部分，血管分布丰富。在性行为过程之中和之后，一些女性会出现轻微的出血。

怎么办?

如果存在与血液流动性和静脉健康相关的其他风险（服用药物、特定的医疗状况），记得提前告知医生，讨论可能存在的这些风险。

怀孕

怀孕初期，胚胎着床会引起出血。一般来说，着床日期为预计月经来临的那一天。但是血斑不一定就意味着流产。

绝经前

在此期间，激素波动取决于卵巢的情况，看卵巢是否愿意“退休”。这时激素下降可能导致少量出血。

怎么办？

- 每天补充 2 克琉璃苣油和月见草油。这些油富含必需脂肪酸，促进激素生成，有助于皮肤和骨骼健康；
- 补充覆盆子母提取物，每天 15~30 滴，稀释在一杯水中。保证女性生殖器官活力。

补充雌激素样草药（如鼠尾草和升麻）还早了点，因为在更年期到来之前，雌激素水平仍在波动。

慢性压力

同样，情绪或代谢压力可能会导致我们的卵巢激素骤降并导致月经间出血。

该怎么办？

- 练习心率协调性（详见第 11 章）；
- 每天补充第三代补镁剂 300 毫克；
- 使用适应性植物，如南非醉茄，它对肾上腺有舒缓作用，有助于皮质醇水平恢复正常；
- 对自己进行心理学研究或心理治疗，从外部角度看自己的处境，通过一些实用的工具以不同的方式应对压力。

经期开始和结束时

黄体酮缺乏会导致经期开始和结束时出现血斑。任何促进黄体酮合成的东西都会有所助益（参见第 11 章）。

如果持续出现血斑呢？

如果排除了所有病理风险，依旧持续出现血斑，可以参照第 11 章《如何应对经前综合征？》中的建议，采取自然疗法来维持身体的激素平衡。

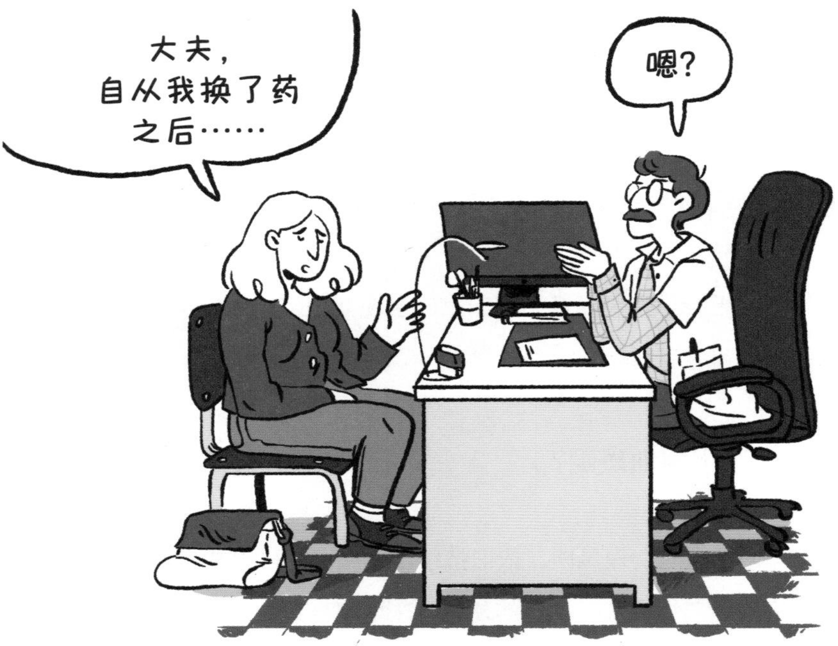
大夫，
自从我换了药
之后……
嗯？

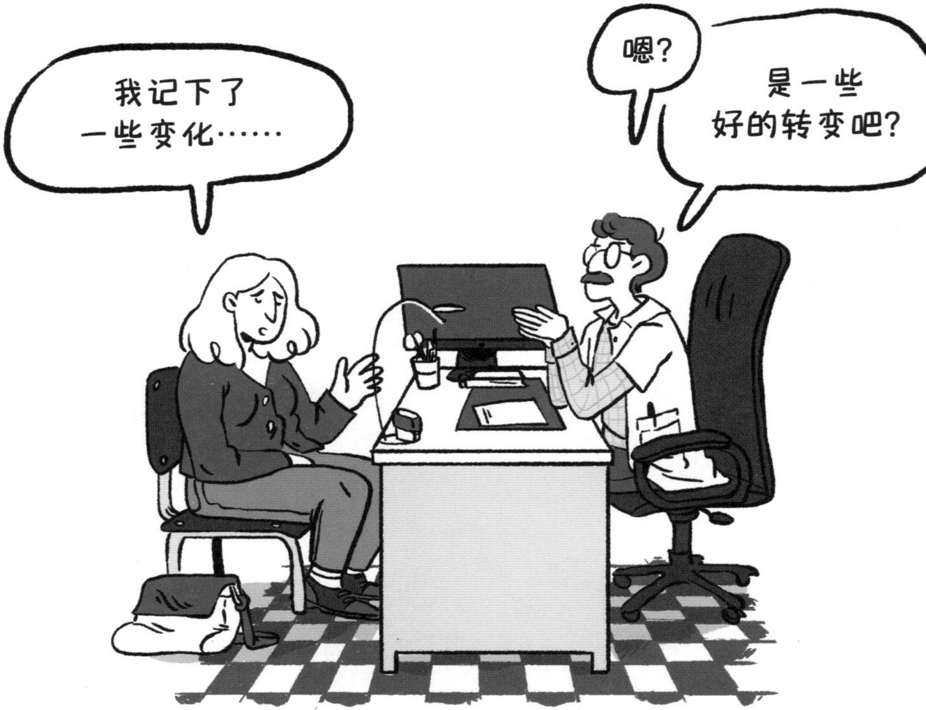
我记下了
一些变化……
嗯？
是一些
好的转变吧？

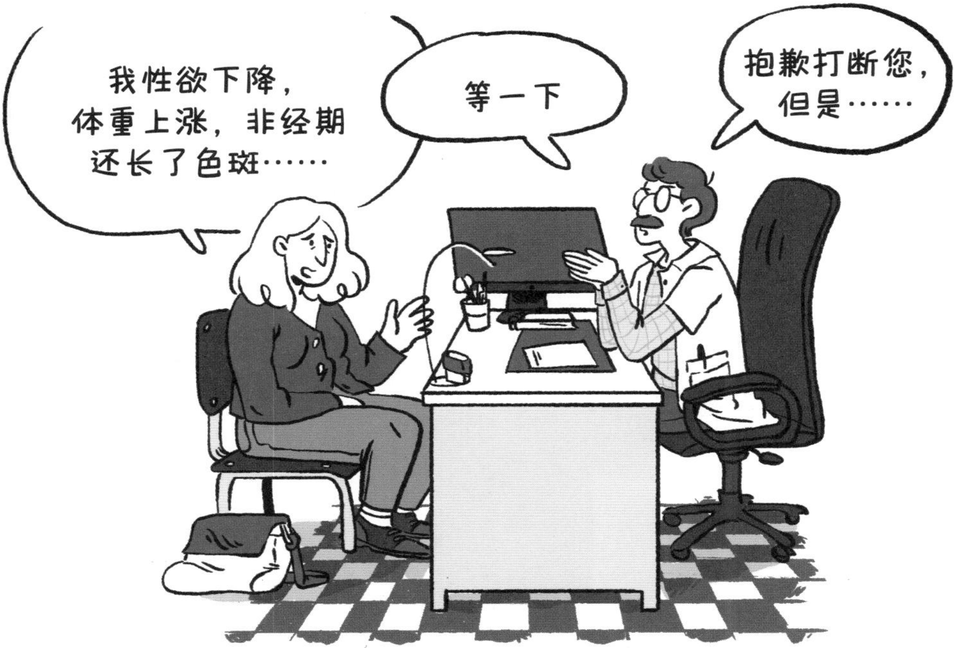
我性欲下降，
体重上涨，非经期
还长了色斑……
等一下
抱歉打断您，
但是……

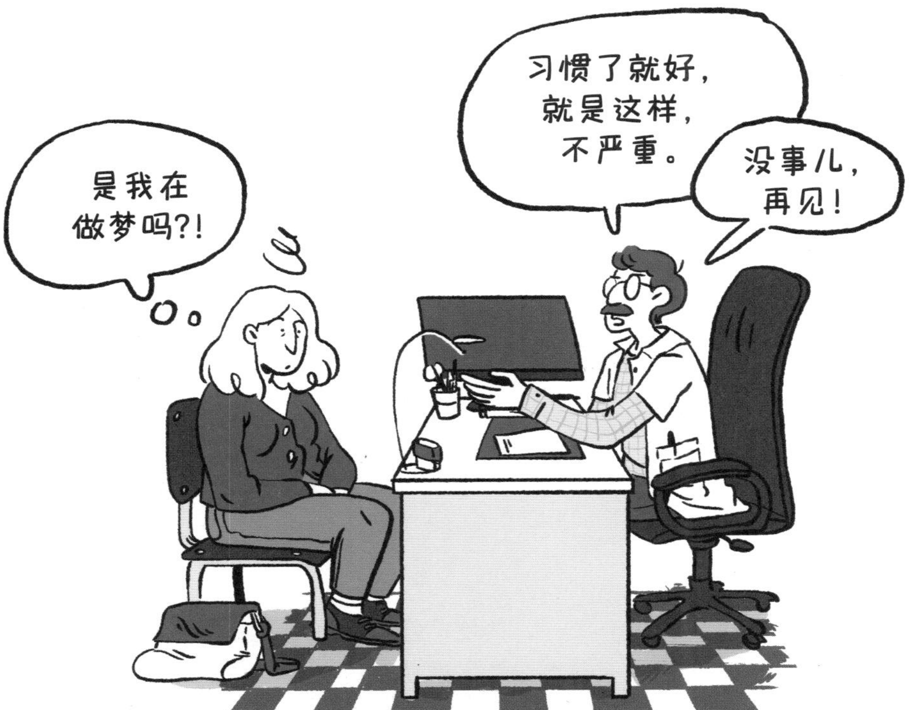
是我在
做梦吗?!
习惯了就好，
就是这样，
不严重。
没事儿，
再见!

14

绝经？

La fin
des règles ?

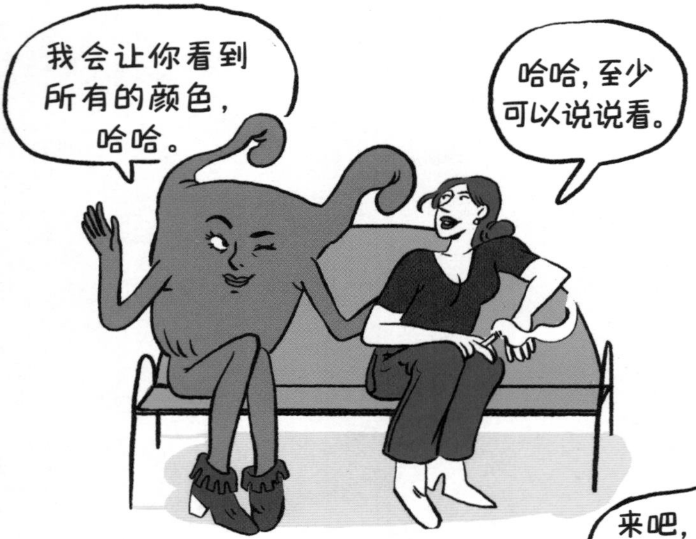
我会让你看到所有的颜色，哈哈。
哈哈，至少可以说说看。

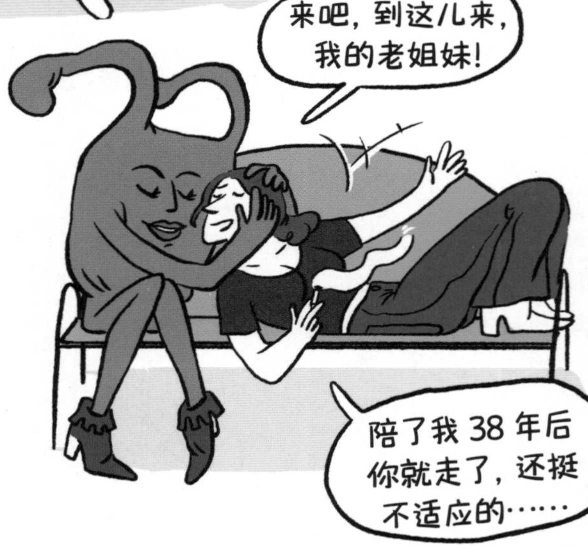
来吧，到这儿来，我的老姐妹！
陪了我 38 年后你就走了，还挺不适应的……

当卵巢在为身体提供了大约 38 年良好的生育功能和忠诚的服务之后，开始要求“退休”。一般来说，身体会出现许多症状，但并不是非要遭这些罪……

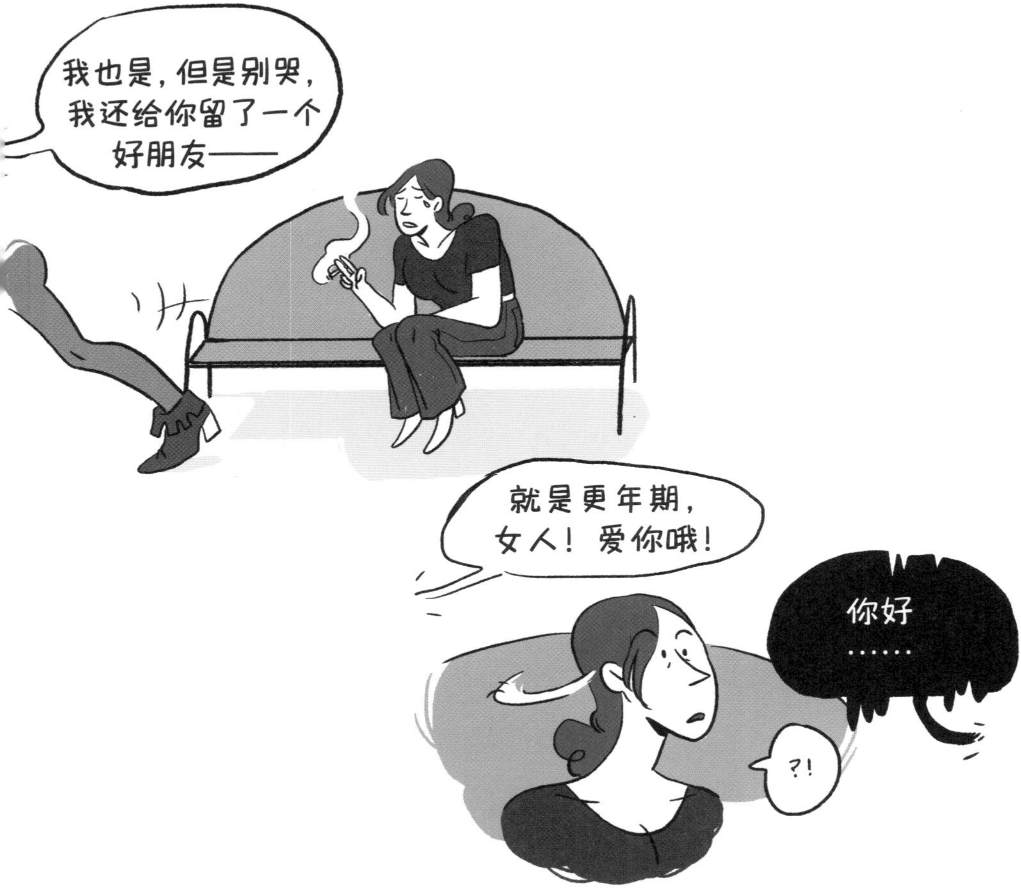
我也是，但是别哭，
我还给你留了一个
好朋友——
就是更年期，
女人！爱你哦！
你好
……
?!

卵巢的衰退与女性智慧的崛起

黄体酮开始下降，随后雌激素也开始下降。然后，有一天，卵巢开始要求休息，与垂体的联系也被切断。在此期间，身体仍会分泌促黄体生成素，但没有受体接收。血液测试就是这样测量的，以此确定女性真正进入了更年期——高水平的促黄体生成素加上低水平的雌激素。血液中过量的促黄体生成素还会导致潮热。如果女性一年没有来月经，就可以认为她进入更年期了。从象征性层面看，她已经历了许多个月经周期和四种女性原型，并将她们全部整合到自己身上，这时候的女性是一位聪明的女人，一个“参透一切的人”。

但在我们的文化中，“更年期”一词听起来有点过时了。18 世纪，法国盛传的说法是：绝经的女性（好处是她们可以净化身体和情绪中的毒素）可以通过目光向孩子输送毒液。所以绝经后的妇女最好不要靠近婴幼儿。

如果绝经的原因正好相反呢？这是“祖母假说”的理论：只有少数哺乳动物会经历某种形式的绝经，即白鲸、独角鲸、其他鲸鱼和人类。从生物学角度讲，是因为这些哺乳动物幼崽需要父母大量“投资”。祖父母从自己的父母角色中解放出来后，可以在孙辈面前承担新的角色，从而最大限度地提高他们的生存机会。此外，并非所有女性都会出现更年期的症状，采用健康的生活方式和使用一些精心挑选的植物（如紫草、山药甚至红三叶草），许多更年期症状都会得到改善。

绝经期间的特殊出血

绝经并不意味着不再出血，我 90 岁的奶奶就有过这样的经历。当时她因为其他的病在急诊，看到出血，医生直接问她（以防万一），是不是还没有绝经？后来她问我：“你知道吗？这种情况是可能的吗？”是的，奶奶，会存在这种情况！阿维娃·斯泰纳（第6章提到过她的工作）在养老院推广她的方法时就经历过这种情况，一些绝经的女性采用她的方法后月经恢复了——无疑是因为血液涌入骨盆，重新唤醒了这些女性的卵巢。但是如果没有进行过这种非常具体的操作，绝经后仍然出血就应该去看医生，因为这种出血可能是肌瘤、卵巢囊肿、阴道黏膜萎缩、子宫颈或子宫感染、子宫息肉甚至生殖器官癌症的征兆，很可能不是“大姨妈”回来看你！

15

问与答

FAQ

月经初潮需要去妇科问诊吗？

人们习惯把月经初潮和避孕联系在一起，因此第一次预约妇科医生通常会令人感到恐惧。妇科问诊不是强制性的。

主治医生或助产士会给你避孕套，你并不一定需要做一个全面检查（包括阴道检查、阴道拭子和乳房触诊）。

如果有必要，特别是出现性传播感染症状或阴道絮状物不平衡（真菌病、阴道病）时，可以自行采集阴道样本。需要注意和涂片区分开，涂片是从子宫颈采集样本，用来诊断乳头瘤病毒（见第 4 章）。

最后，如果出现与生殖器、月经、阴道絮状物或月经周期相关的特定症状，有必要进行妇科咨询。在此之前，不必着急，等年轻的女孩子自己觉得准备好了再说。此外，许多助产士会请患者带上一条小毯子或围巾，可以在检查期间遮盖一下。除了进行子宫颈涂片检查，月经期也可以进行其他的妇科检查。

我吃了激素类紧急避孕药，会影响月经吗？

事后避孕药有两种类型：

- 左炔诺孕酮，一种孕激素；

- 醋酸乌利司他，一种黄体酮受体调节剂。

它们的作用主要是使排卵“短路”，使子宫内膜不利于着床。根据周期中服用紧急避孕药的时间，紧急避孕药可能会延迟出血，也可能不会。

白带和月经有关系吗？

大多数具有自然周期（不服用合成激素）的女性都会观察到阴道分泌物的变化，例如，在月经前分泌物会变得更厚、更黄。白带和月经之间的联系由激素调节。这些分泌物不应与异常白带（生殖器感染引起）混淆，分泌物中含有宫颈黏液，稠度受排卵激素调节。年轻女性甚至在月经初潮之前就会观察到这些分泌物，表明生育能力正在慢慢成熟。

经期可以洗头洗澡吗？

月经不会因洗澡而停止，同理，此时洗头也不会引起偏头痛。这些都是古老的传说，没有科学依据。

相反，泡澡或更环保的淋浴有助于减轻经痛并缓解经痛、放松身体！泡澡时，因为水压，月经通常不会流动，但一旦从澡盆里走出来，血流就会恢复。另外，水温过高会刺激血液循环，经血量由此增大，如果有盆腔静脉曲张或血液流动不畅的情况，最好把洗澡水温降低一些。

月经周期是否和月亮的节奏吻合？

科学告诉我们：女性的月经周期接近月球的一个完整满月周期（29.5 天）。因此，很有可能你总是在满月或新月时来月经，但两者之间没有任何关系。

研究表明，光照会影响激素分泌：在秋季和冬季，身体会分泌更多的促黄体生成素，且卵巢的活动会减少。这与体内褪黑激素水平较高有关，褪黑激素的水平则受到月亮的亮度影响。基于月亮对松果体和褪黑激素水平有影响的假设，路易丝・莱西（Louise Lacey）提出了“月感受”（lunaception）：在月经周期的第 11 天到第 15 天开着灯睡觉，其他日子在完全黑暗的环境下睡觉，这有利于保证排卵和月经周期的规律性。

我的经期会和姐妹或室友同步吗？

这也是一个传说，在20世纪70年代因玛莎·麦克林托克（Martha McClintok）的一项研究颇具争议却又广为流传：月经周期的“宿舍现象”，该研究假设，生活在封闭环境内的女性生理周期会趋于同步。50年后，还没有任何研究能够证实这一点，而且这种情况发生的可能性也很小。考虑到月经周期的长度和月经的天数，从统计学角度看，两名女性的月经同步的可能性很大。这其实是对比偏差：我们的大脑有一种幻觉，促使我们在两个事实之间建立联系。

根据进化论的观点，如果一个群体中的所有女性同时来月经，那就意味着她们同时具有生育能力，然后就会出现对具有高遗传潜力和低社会凝聚力的伴侣的竞争。

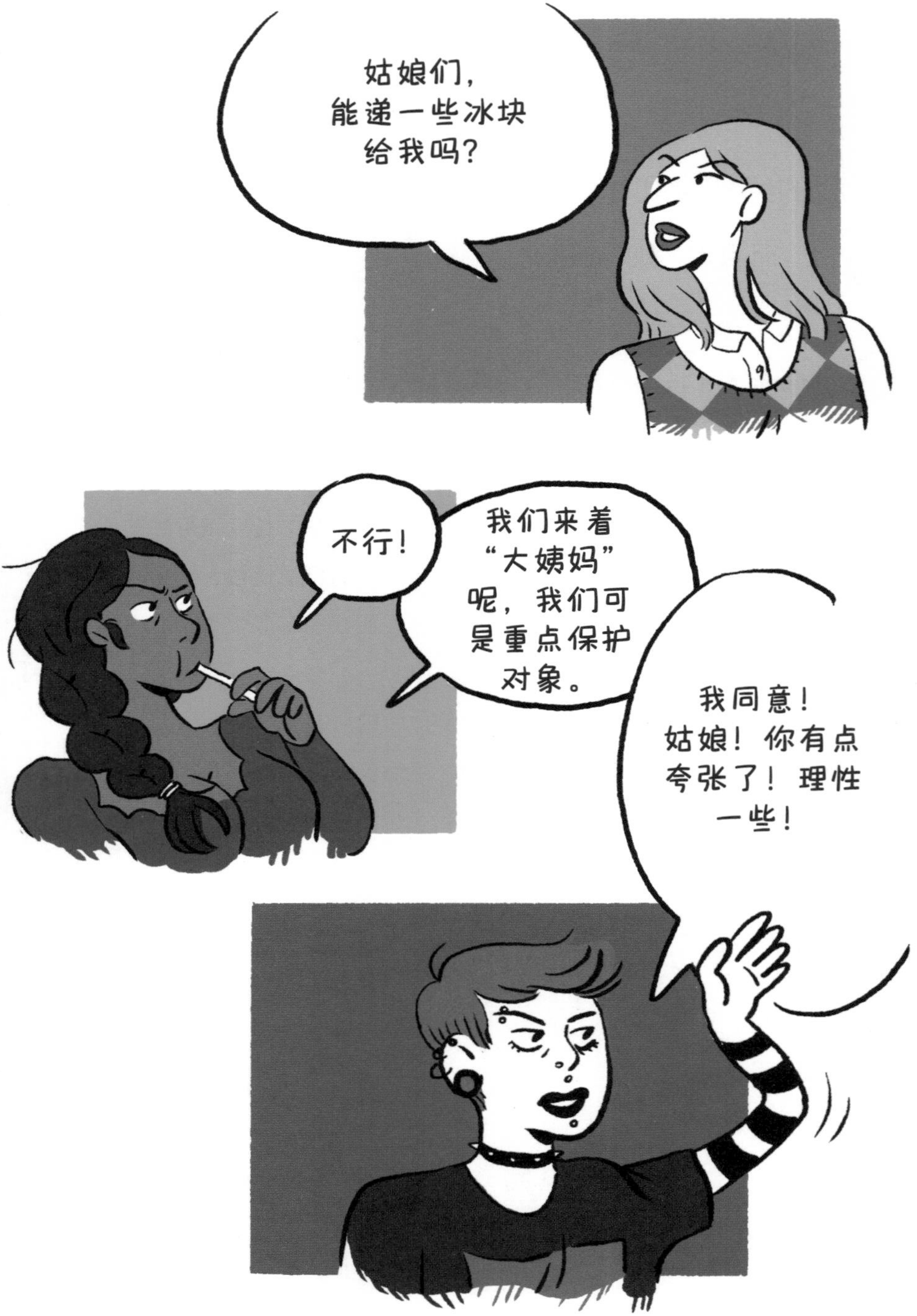
姑娘们，能递一些冰块给我吗？
不行！
我们来着“大姨妈”呢，我们可是重点保护对象。
我同意！姑娘！你有点夸张了！理性一些！

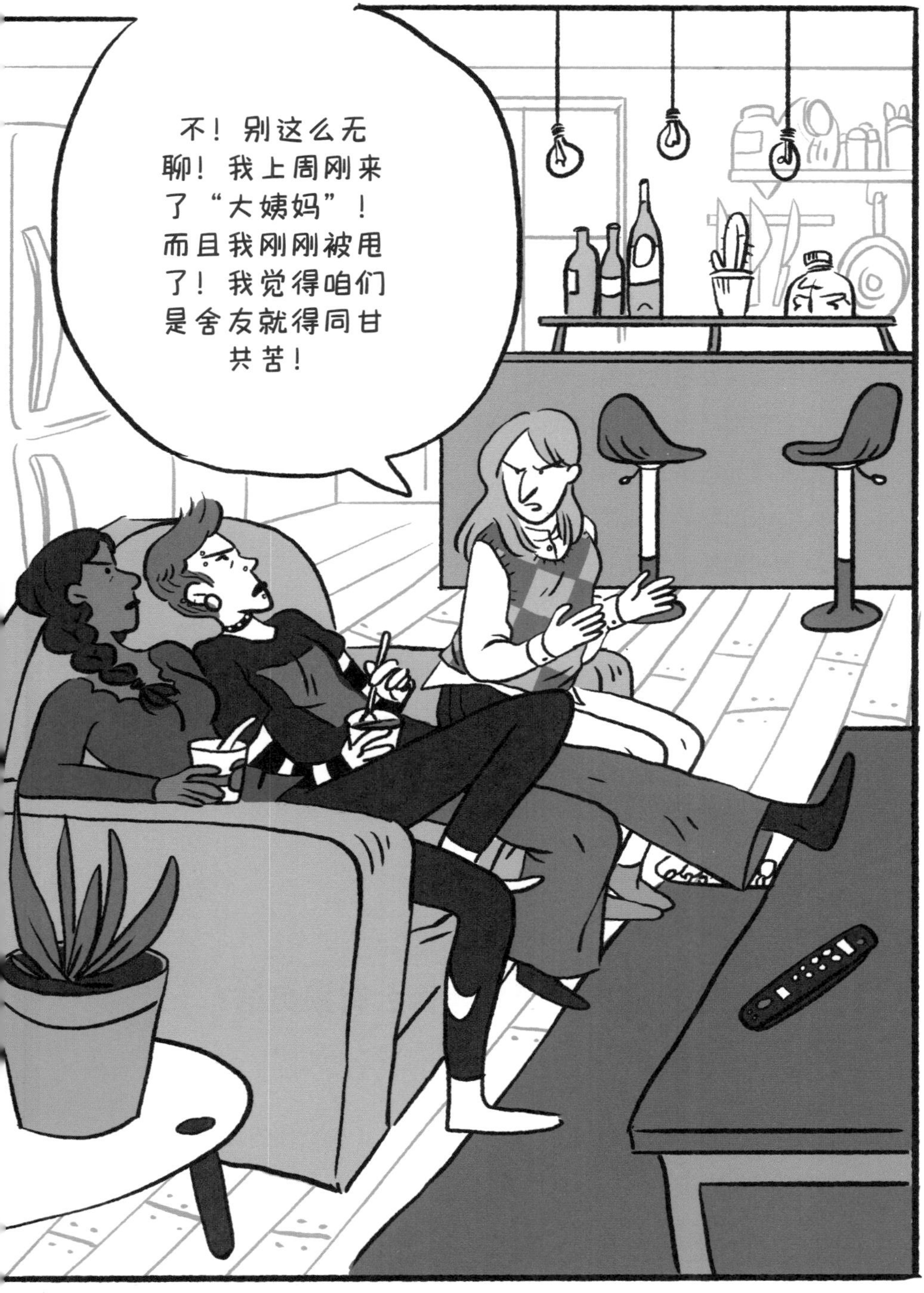
不！别这么无聊！我上周刚来了“大姨妈”！而且我刚刚被甩了！我觉得咱们是舍友就得同甘共苦！

月经期间可以发生性行为吗？

这个问题只有被提问的本人才能回答，毕竟没有什么可以阻止月经期间发生性行为。尽管月经期间性欲不高，但是子宫会在月经之前和期间因充血而增大，这就是为什么它可以对阴蒂神经施加压力并增加快感。

人们经常象征性地把性和月经联系在一起。古代时，原始女神同时代表性（生育）、母性和保护（排卵能量），还有破坏性（月经能量）。

如有必要的话，可以调整性行为的方式，比如非插入式的性行为。如果伴侣其中之一不想被经血打扰了乐趣，最好还是不要尝试了！

最后，即使是在月经期间，还是需要采取避孕措施，因为女性在这个时期可能仍然具有生育能力。

使用卫生棉条或月经杯是否会有损贞洁？

贞洁的概念是根深蒂固的父权观念：一个女性的地位取决于她是否与男人发生过插入式性行为。处女膜会在第一次性交时破裂更是需要打破的偏见（详见第 3 章）。尽管有人还坚持这种想法，我们也不能认为使用经期护理用品有损贞洁：使用经期护理用品不涉及任何性行为，而卫生棉条不会影响处女膜的完整（如果存在完整的处女膜的话）。

月经期会怀孕吗？

月经期可能是周期中易孕概率“相对较低”的时期。但需要明白：有些女性在月经期间也具备受孕能力，尤其是月经周期较短时。只是，很难说，因为血液阻碍了女性对湿度和宫颈黏液的感知。此外，当出现经间期出血（“假月经”）时，很可能马上就会排卵，这就是一些女性认为自己是“在月经期间”怀孕的原因。

我们还能用经血做什么？

如果不直接冲进马桶，经血能不能派上其他用场呢？例如，可以表达激进和女权主义的思想，艺术家吉娜·帕恩（Gina Pane）（《我的经血的一周》，由几块月经棉垫组成的作品，1972 年）、朱迪·芝加哥（Judy Chicago）（《月经浴室》，一个可以看到装满经血垃圾桶的浴室，1972 年）或克莱尔·拉胡尔塔（Claire

Lahuerta），她们的画作中用到了经血。2015 年，一位激进的诗人鲁皮·考尔（Rupi Kaur）在网络社交平台上发布了一张著名的照片——《经期》，我们看到她穿着沾有经血的睡衣。社交平台多次删除这张照片，但面对抗议，最终还是把它重新放回网上。

经血不仅仅可以用于艺术，也可以用于园艺！它富含营养，可以作为室内植物和菜园营养丰富的肥料。使用月经杯通常可以回收血液，然后将其在喷壶中稀释。

血迹斑斑的衣裤怎么处理？

异常的大流量、意外滑落的月经杯、卫生棉条滑落的线……谁还没在经期弄脏过自己的裤子，或者卫生间的地毯呢？就个人而言，我记得在大学时代有很多次让我的女性朋友在每个小时的课后例行“检查裤子”。经期的血渍不应该被取笑：我们不会因此变得肮脏或可笑。

这些污渍还有一个问题是很难清洗。理想的情况是，（如果条件允许）立即用冷水冲洗血液。如果需要的话，也可用合适的去污剂轻轻擦拭污渍，然后，将衣服放在 30℃以下的水中机洗。总之，就是要避免高温“煮”血液。

如何与不来月经的人谈论月经的话题？

由于无知，月经可能会产生忌讳、嘲笑甚至焦虑。许多男性想知道经血是否持续流动、流量是多少、速度是多少，虽然有些人一提到这个话题就感到厌恶，但有些人或许只是好奇，单纯想了解月经杯如何使用。

根据关系的亲密程度，有时你可能需要花点时间解释月经是如何产生的，你对月经的感受如何，并在这个过程中打破一些有关月经的迷思和禁忌。

至于听的那个人，可能会毫不犹豫地给来月经的女性买新内裤、新裤子，并让她好好休息。即使可能会对这个话题感到不舒服，但也会尊重那些流经血的人。

与月经相关的术语

LEXIQUE MENSTRUEL

闭经：处于月经年龄的女性没有月经。闭经可能是原发性的（从未来过月经）或继发性的（之前来过月经）。

产后月经恢复：产后重新来月经。

产科暴力、妇科暴力：女性在就诊中经历的基于性别的所有行为或言语暴力（来自女性或男性从业者）。

初潮：第一次来月经。

雌激素：女性体内分泌的类固醇激素，男性体内也有少量。促进青春期生殖器官的发育以及月经和排卵之间卵泡的成熟。它还作用于胸部、心脏、大脑、消化系统、皮肤和骨骼。

促黄体生成素：它会导致卵泡在排卵期间破裂，并在排卵后转变成黄体。

促卵泡激素：在经期和排卵期之间由垂体分泌。

多毛症：由于雄激素失衡导致毛发生长旺盛或脱发。

恶露：生理性出血，产后几周内发生，持续时间较长且量较多。

睾酮：肾上腺分泌的类固醇激素。女性体内的睾酮水平在月经周期内受到调节而变动。

宫颈黏液：子宫颈分泌的生理性黏液，参与生育。其稠度和pH随月经周期所处阶段而变化。

黄体：相当于排卵后卵泡的剩余部分，导致黄体酮的分泌。

黄体酮：排卵后分泌的类固醇激素，让子宫为胚胎的到来做好准备。它还作用于骨骼和血管。

计划生育[①]**：**1960 年在玛格丽特·桑格的倡议下在美国推行，旨在捍卫避孕、堕胎和性教育的权利。

激素依赖性癌症：激素波动导致癌细胞增殖，被称为“激素依赖性”或“激素敏感”癌症。乳腺癌、前列腺癌、甲状腺癌、卵巢癌、子宫癌和子宫内膜癌几乎都是这种情况。

经间期出血：两次月经之间的出血。

经期偏头痛：与月经期有关。

经血本能自流：通过身体控制住经血，并在适当的时间将其排出的方法，可以不使用经期护理用品。

绝经期 / 更年期：卵巢休息且月经周期消失。

卵巢储备：女性卵巢中卵泡的储备。在胚胎时期就开始积累，在女性一生中数量逐渐减少（胎儿 5 个月左右可达 700 万，出生时达到 200 万，青春期达到 40 万个，其中只有 400 个会成熟）。

卵巢囊肿：在卵巢内或卵巢上发育的充满液体的小囊。卵巢囊肿可能是功能性的（与卵巢激素有关，90% 的情况下会自行消失）或器质性的（例如子宫内膜异位症，它们不会随着时间流逝变化）。

霉菌病：阴道絮状物失衡，最常见于服用药物（抗生素、可的松、合成雌激素）后，导致瘙痒和出现大量白色分泌物（白带）。

女性瑜伽或荷尔蒙瑜伽（或月神瑜伽）：西方改良的瑜伽，旨在促进女性生殖器官的健康、激素平衡和会阴健康。

皮质醇：肾上腺激素，在早晨、压力过大以及运动超过 30 分

① 这里指美国计划生育。——译者注

钟后少量分泌。

前庭大腺炎：位于阴道入口处的前庭大腺炎症。

青春期：生殖器发育为功能性的生命时期。

受孕窗口期：女性实际可以怀孕的天数。每个周期的受孕窗口期可能会有所不同，排卵也是如此。

痛经：由月经引起的疼痛。可以是原发性的（经期经常发生）或继发性的（突然发生，通常伴随着激素紊乱或生殖器功能障碍）。

血斑：经间期的轻微出血

血凝块：小块黏稠的血液凝块，通常在月经量多时出现。

异常白带：阴道异常分泌物，通常由阴道絮状物不平衡或感染引起。

阴道菌群：所有排列在阴道黏膜上的微生物，起到保护阴道、润滑阴道并促进细胞更新的作用。

阴道炎、阴道病：阴道炎症或感染。

月经：激素变化导致子宫内膜通过阴道排出。

月经杯：放置在阴道内收集经血的杯子。

月经过多：月经流量过大。

月经过少：月经量过少。

月经期：指来月经的时期。

子宫出血：月经期以外发生的出血。

子宫肌层：子宫肌肉。

子宫浆膜：子宫外膜。

子宫颈：子宫下部，会在月经周期、怀孕和分娩阶段打开或关闭。可以从阴道进入。

子宫内膜：子宫内部的一部分，其厚度和成分因周期的阶段不同而变化。月经期间，子宫内膜脱落排出。

子宫内膜瘤：位于卵巢的子宫内膜异位病变，外观呈现为囊肿。

子宫内膜炎：子宫内膜炎症，通常发生在感染后。

子宫内膜异位症：子宫内膜细胞在子宫内部以外增殖的病症，10% 的女性受影响。

自助运动（Self–help）：女性自主学习妇科知识和自我认识的妇女运动。

出品人：许　永
责任编辑：吴福顺
特邀编辑：何青泓
封面设计：刘晓昕
内文制作：万　雪
内文插画：Juliette Bertaudière
印制总监：蒋　波
发行总监：田峰峥

发　　行：北京创美汇品图书有限公司
发行热线：010-59799930
投稿信箱：cmsdbj@163.com

创美工厂
官方微博

创美工厂
微信公众号

小美读书会
公众号

小美读书会
读者群